CT Imaging

Practical Physics, Artifacts and Pitfalls

CT 成像

基本原理、伪影与误区

主　编　〔美〕亚历山大·C·马利瑞安

主　译　王　骏　刘小艳　李秀娟

主　审　周　桔　刘丹木

天津出版传媒集团

天津科技翻译出版有限公司

著作权合同登记号:图字 02 - 2014 - 57

图书在版编目(CIP)数据

CT 成像:基本原理、伪影与误区/(美)马利瑞安(Mamourian, A. C.)主编;王骏等译. —天津:天津科技翻译出版有限公司,2015.1
书名原文:CT imaging:practical physics,artifacts and pitfalls
ISBN 978 - 7 - 5433 - 3453 - 3

Ⅰ.①C… Ⅱ.①马… ②王… Ⅲ.①计算机 X 线扫描体层摄影
Ⅳ.①R814.42

中国版本图书馆 CIP 数据核字(2014)第 236588 号

授权单位:Oxford Publishing Limited
出　　　版:天津科技翻译出版有限公司
出 版 人:刘 庆
地　　　址:天津市南开区白堤路 244 号
邮政编码:300192
电　　　话:022 - 87894896
传　　　真:022 - 87895650
网　　　址:www.tsttpc.com
印　　　刷:唐山新苑印务有限公司
发　　　行:全国新华书店
版本记录:787×1092　16 开本　11.25 印张　150 千字
　　　　　2015 年 1 月第 1 版　2015 年 1 月第 1 次印刷
　　　　　定价:88.00 元

(如发现印装问题,可与出版社调换)

译者名单

主　译

王　骏　南京军区南京总医院(南京大学附属金陵医院)

刘小艳　南通大学附属医院

李秀娟　郑州大学第一附属医院

副主译

陈大龙　解放军第 82 医院

吴虹桥　南京医科大学附属常州市妇幼保健医院

宋宏伟　蚌埠医学院第一附属医院

汤万鑫　四川卫生康复职业学院附属自贡市第一人民医院

主　审

周　桔　江苏广播电视大学

刘丹木　南京航空航天大学金城学院

译　者(排名不分先后)

王玉琴　南方医科大学

王亚茹　南方医科大学

王　柯　南方医科大学

王　骏　南京军区南京总医院(南京大学附属金陵医院)

叶玉冰　南方医科大学

叶梅萍　南方医科大学

刘小艳　南通大学附属医院

刘丹木　南京航空航天大学金城学院

刘　芹　南方医科大学

刘思佳　南方医科大学

刘徐妹　南方医科大学

江奇琦　南方医科大学

朱涵园　南方医科大学

汤万鑫　四川卫生康复职业学院附属自贡市第一人民医院

巫胜男　南方医科大学

宋宏伟　蚌埠医学院第一附属医院

李秀娟　郑州大学第一附属医院

张　钰　南方医科大学

吴虹桥　南京医科大学附属常州市妇幼保健医院

赵紫艺　南方医科大学

陈大龙　解放军第 82 医院

林竹潇　南方医科大学

周沛萱　南方医科大学

周　桔　江苏广播电视大学

禹绍镖　南方医科大学

侯贵松　南方医科大学

郑晓松　南方医科大学

郭焯欣　南方医科大学

程阳乐　南方医科大学

谭志强　南方医科大学

编 者 名 单

Editor:
Alexander C. Mamourian MD
Professor of Radiology
Division of Neuroradiology
Department of Radiology
Perelman School of Medicine of the
University of Pennsylvania
Philadelphia, Pennsylvania

Contributors:

Harold Litt MD, PhD
Assoc. Professor of Radiology and Medicine
Chief, Cardiovascular Imaging
Department of Radiology
Perelman School of Medicine of the
University of Pennsylvania
Philadelphia, Pennsylvania

Nicholas Papanicolaou MD, FACR
Co-Chief, Body CT Section
Professor of Radiology
Department of Radiology
Perelman School of Medicine of the
University of Pennsylvania
Philadelphia, Pennsylvania

Supratik Moulik MD
Fellow, Cardiovascular Imaging
Department of Radiology
Perelman School of Medicine of the
University of Pennsylvania
Philadelphia, Pennsylvania

Josef P. Debbins PhD, PE, DABMP
Staff Scientist
Keller Center for Imaging Innovation
Department of Radiology
St. Joseph's Hospital and Medical Center
Phoenix, Arizona

中文版前言

想想自己从医已近 30 年、兼职教学也已 10 余年,有幸见证了整个医学影像学界的发展,特别是近 20 年来所发生的巨大变化,尤其是在我国更为明显。而所有这些质的变化要归功于该领域临床学科的第一人:高弗雷·豪斯费尔德(Godfrey Hounsfield),他将当时仅能透视、拍片进行模拟成像的单一放射科模式跨越式发展为数字成像的大型综合性医学影像模式。当今的 CT 应用又早已今非昔比,在为受检者提供早发现、早诊断、早治疗的过程中,CT 技术朝着更快(检查速度越来越快)、更高(图像质量越来越高)、更强(后处理功能越来越强),以及绿色 X 线(单个层面的 X 线剂量越来越低)的方向发展,而且还在不断地向深层次探索(诸如虚拟平扫、灌注成像、能谱技术等)。

然而,就是在这样一个看似无比优越的、无比强大的外表下,CT 也存在着不少的认识误区,并在无形之中发展成为最大的非自然辐射源,在为人类带来贡献的同时,也相应地增加了不少人为的副作用。为此,这就需要对当今这一特定历史发展阶段的 CT 进行全方位、深层次的梳理与认识,尤其是要在利用最低的 X 线辐射剂量下获得能够满足医学影像诊断及临床医师需求的 CT 图像,并做到受检者 X 线剂量个体化、检查方案最优化,以充分满足不同生理特点、病理特性的受检者的需求。

一个偶然的机会,我接到天津科技翻译出版有限公司姜晓婷编辑的邀请,希望我有时间能够翻译一些专业著作出版发行。这着实让我喜出望外,因为之前姜编辑在杂志社的时候有过多次联系,合作得非常愉快;另外,此前我早就拜读过天津科技翻译出版有限公司出版的医学影像相关译著,感觉确实不错,且我自 1995 年以来分别在《国外医学临床放射学分册》《国外医学医院管理分册》《国外医学放射医学核医学分册》杂志上发表过诸多的译文与综述,正好可以展示才华,在译著上一试高低。

经姜编辑推荐,我们决定翻译这本由 Oxford 公司出版、亚历山大·C·马利瑞安(Alexander C. Mamourian)主编的《CT 成像:基本原理、伪影与误区》一书,恰好我在同期也出版过类似的原创学术专著《医学影像成像技术案例对照辨析》一书,大有偶遇知己的感觉,加之 Oxford 公司也是我所熟悉的全球著名出版社,也曾拜读过他们所出版的学术专著,于是欣然答应并得到了我的南方医科大学医学影像本科学生以及英语专业老师的巨大支持与鼎力相助,在短时间内四易其稿后,再由编辑润色、加工,付梓出版。

纵览全书,在当今大的学术历史背景下,亚历山大·C·马利瑞安谈到了CT成像历史和物理学基础、辐射安全与风险,心脏、神经系统、体部成像技术,以及伪影与诊断误区等,字里行间中透出作者的博学与严谨,深层次的全面分析更是值得我们很好地学习与借鉴,特别是作者对知识产权以及人类辛勤劳动的尊重与人文理念更是值得效仿,这恰恰验证了我国的一句古训:以人为镜可以知不足。

说到作者的博学,从书中便可窥见一斑。全书涉及物理学知识、放射防护、医学知识,以及放射医师和影像诊断医师等诸多相关知识,所有这些综合知识再一次证明了知识无界限、无极限。这从另一个角度说明人才的培养亟需多元化,亟需多模态地不断学习与完善。八小时之外的功夫铸就人生差异,只有这样才能有资格称得上"敬业"二字。

当然,由于任何语言都是丰富多彩的,在不同的背景下所表达的含意有可能不完全相同,特别是在递进程度上更是如此,即使是同一个词也存在着不同的翻译方法,加之此书是我第一主译的首部学术专著,更有可能存在着翻译与理解上的不足与偏差,恳请同仁在百忙之中通过 E-mail: yingsong@sina.com 或登录我的个人网站<医学影像健康网>(www.mih365. com)发来您的高见,对您的关爱在此先表示诚挚的敬意!

最后,感谢出版社编辑们的支持与帮助,感谢所有参与该书翻译和审校的师生与同行们所付出的辛勤劳动,同时,更希望该译本的出版发行能使全国同仁受益,这才是我们全体翻译人员莫大的安慰与荣幸。

谢谢大家!

全军医学影像中心
南京军区南京总医院医学影像科
南京大学附属金陵医院　王骏　敬上
2014 年 5 月 7 日生日于南京马群

前　言

　　我可以说,计算机断层扫描(computed tomography,CT)和我的事业一同起步。在第一批 CT 装置进入大多数医院的那年,我成为放射科的一名住院医师。当时,我深入地了解了 CT 的物理原理,然而在接下来 30 年的岁月中,CT 的结构和功能在不知不觉中变得越来越复杂。在很长的一段时间里,MR 引起了公众的关注,但是在 CT 领域里,一些之前无法想象的研究,如心脏和颅脑的 CT 血管成像,已经成为常规的临床实践。依靠日益强大的硬件和软件设备,CT 的潜能有可能被更充分地挖掘出来并得以发展。大多数制造商为他们的 CT 装备提供了一个巧妙的界面,而这种界面足以使人们相信一切尽在掌控中。但是,由于 X 线对患者存在着潜在的伤害,用户还是必须懂得 CT 的基本原理,以及明确这类机器的特定功能。例如,根据不久前的一则报道,上百例患者在进行脑灌注检查时接受了过量的 X 线辐射。虽然这件事引起了轩然大波,但是这一不寻常的高辐射剂量事件最终归咎于医师的好心和善意。过去为了减少患者的 X 线辐射剂量,通常使用不规范的软件,但这种措施仅仅用于不包括灌注在内的特殊检查申请。

　　我们从没想将这部著作设计为关于 CT 的历史、物理原理、扫描技术的确定教材。我们的目的是为放射科的住院医师、医务人员、技师等提供一系列基于我们自身经验的、关于现代 CT 成像的有用建议。能够和我的合著者共事是一件非常荣幸的事,这是由这个领域的专家组成的全明星团队。我们诚挚地希望,这本著作如同新车操作指南一样对你们有所帮助。一本新车操作指南不仅仅有充分的信息指导你维修发动机,而且也会为你提供一些简单的小常识,比如夏令时制来临时如何重置时钟或如何更换机油。

　　在第 1 章中,我们回顾了 CT 硬件设备的有关知识,因为早期的扫描机结构及原理都很简单,所以更容易理解,这是一个良好的开端。接下来的各个章节以此为基础。第 2 章回顾了 X 线辐射剂量的术语及辐射剂量减少的有关问题。第 3 章综合描述了应用于心脏 CT 的先进技术。在接下来的 4~8 章中你可以随时安排阅读其中的内容,因为我们会讨论一些实例,这其中的大部分包括适用于特定的物理伪影和误区的实用物理学的讨论。在最后一章列有 10 个问题,你可以在开始或结束这本著作时关注这 10 个问题,看看自己对于这些问题的想法。由于这部著作把一些基本原理编排其中，在日常实践中，你可以随身携带此书，适时翻阅相关章节，去解决日常工作中出现的关于 CT 辐射剂量、检查方案、伪影等问题。

假如你从这本著作里一无所获，你应该确保在第 2 章中学习 CT 辐射剂量的术语。在当今这个病患维权意识不断提升的时代，理解 CT 中的辐射剂量已经变得比以往任何时候都重要。同时，还需理解 CT 的使用和未来减少辐射剂量而使用新软件的有效性。我们希望本部著作将有利于你在获得最优质的 CT 图像的同时，使患者尽可能接受最低的辐射剂量。

亚历山大·C·马利瑞安

致　谢

　　我要感谢来自新罕布什尔州的谢丽尔·贝戈西安(Cheryl Boghosian)和尼尔·罗斯(Neil Roth),感谢他们多年来的热情款待、无私的帮助和真挚的友情,以及近期为我提供了有效的时间和空间,使这部著作得以顺利完成。我的真诚致谢还要献给牛津大学出版社的安德里亚·希尔 (Andrea Seils),每一位作者都应该为他拥有一位能力超群的编辑感到无比庆幸。对于罗伯特·施博赖泽(Robert Spetzler)博士和贝洛神经医学研究所的全体人员,给予我的灵感和良机以完成这部著作,我将永远心存感激!

目　录

第 1 章　CT成像历史和物理学基础

Alexander C. Mamourian

　　100多年前威尔姆·伦琴(Wilhelm Roentgen)发现了X线,翻开了医学影像诊断领域的惊人篇章。他的发现在物理和化学领域都产生了影响,和开始相比,X线在医学应用中显示了明显优势,在他的第1篇报道发表几个月内,第1个临床影像摄于遥远的新罕布什尔州的汉诺威。这张特定事件的照片提醒了人们早期的X线使用者在考虑X线副作用方面是多么不成熟(图1-1)。我们只希望后辈回顾我们使用计算机断层扫描(computed tomography,CT)时,不会觉得我们跟我们的前辈一样,又犯了同样的错误。

　　尽管X线平片在长骨结构和胸部初步检查上可以提供一定参考,但对于脑、骨盆或者腹部疾病的诊断价值却很少。这是因为传统X线影像反映的是射线经过所有组织后在X线源和胶片之间的净衰减量(图1-2至图1-4)。

　　X线不能区分密度相近的组织的部分原

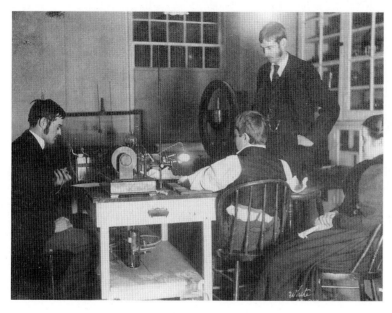

图1-1　这幅图体现了早期X线检查的状况。注意是用怀表在测量曝光时间(左边),而且患者和观察者没有任何类型的防辐射防护。X线阴极球管(置于患者臂膀上方,他背对着摄影者坐着)借自Dartmouth大学的物理学院。虽然这台仪器已经出现毁损,但仍可以有效地显示患者的腕部结构。

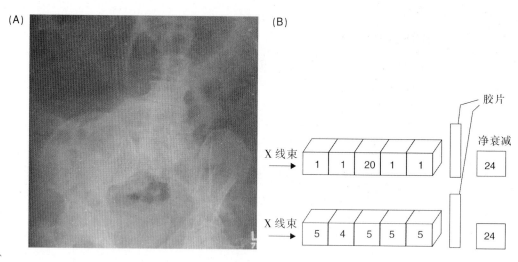

图1-2　虽然X线图像(A)能够显示骨组织、软组织和气体之间的对比度，但它不能有效地显示相似衰减值的组织间的对比。在这幅图像中，不能分别区分胰、肝和肾，因为被邻近相似密度的组织混淆了。部分原因是因为X线图像只能显示在X线源和胶片或探测器之间所有组织的衰减值。图(B)是数学分析显示，两排不同衰减的物体在传统X线图像上其总衰减值是相同的。

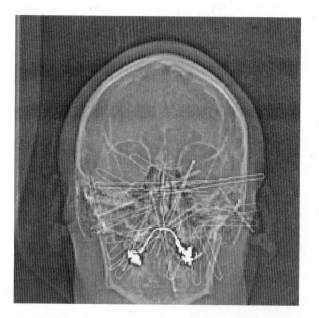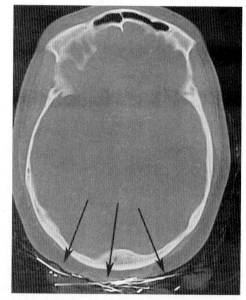

图1-3和图1-4　即使有足够的影像对比度，普通胶片的另一个明显的局限是不能显示深度。例如，这一幅头颅平片乍一看患者的头部满是金属针(图1-3)。这是因为X线影像是用二维图像显示三维物体，图像上的每一点反映的是位于X线源和胶片上与之对应点之间所有物体的衰减值总和。虽然在这幅图像中你能很清楚地看见许多金属针在颅骨中重叠，但你不能分辨出它们是在颅骨顶部、颅骨后面还是颅骨内（或许来源于可恶的设备因素）。患者的CT图像表明，幸运的是，这是患者颅骨外部的发夹(图1-4，箭头所示)。

因是因为其使用条件是 X 线束要足够宽，宽到一次覆盖人体所有解剖结构的程度。正是因为这个宽 X 线束的使用条件，胶片捕获的大量 X 线束从原始路径发生折射，这些散射线限制了相似组织间的对比。早期摄影者也发现了这个问题，在发明 CT 之前，许多学者提出了很多如何提高 X 线图像组织对比度的解决方案。最有效的方法是使用一个把 X 线球管和胶片盒连在一起的设备，这样利用一个固定的旋转支点，整个设备就可绕着患者前后左右地相对运动。但这种方法只在一定程度上是有效的，因为支点平面的上下附近的组织也不能照清楚（图 1-5），这种技术被称作简单的 X 线体层摄影。在我还是住院医师时，为了更好地显示肾脏和颞颌关节，我们使用了这种技术，由于支点平面的组织是相对静止的焦点，这样图像的锐利度就明显优于传统 X 线摄影。

然而，CT 比简单 X 线断层摄影具有诸多优势。这是因为 CT 不仅提高了组织对比度，而且

第一次实现了对患者进行横断面观察。在某种意义上，CT 对组织对比的高灵敏度是在进行数据采集时使用非常窄的 X 线束过程中的意外发现（图 1-6）。不像用于平片摄影的宽 X 线束，这种窄 X 线束明显降低了散射线。由于医师对传统 X 线图像更为熟悉，早期 CT 图像也像伦琴开始时的 X 线图像一样引人注目。

在高弗雷·豪斯费尔德（Godfrey Hounsfield 发表第 1 篇报道 6 年后，他被授予 1979 年的诺贝尔医学奖，以此正式认可 CT 为人类健康事业带来的福利。阿伦·考麦克（Allan Cormack）也一起分享了该奖项，用以表彰他在 CT 图像重建过程中的贡献。但并不是这项举世瞩目的大奖引起了人们对这项新成像设备的关注。在诺贝尔奖被授予时，全球范围内已经有超过 1000 台 CT 投入使用或已经预定。

高弗雷·豪斯费尔德发明 CT 时，他正受雇于一家专注于音乐及音乐硬件的英国 EMI（电子音像公司）公司。虽然现在 EMI 更以其与埃维斯·普里斯利（Elvis Presley）和披头士乐队

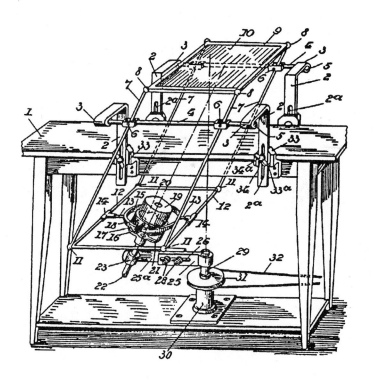

图 1-5　此图展示了断层摄影设备的复杂机制。在这项设计中，X 线球管在患者床下，而胶片在床上。底部的传送带驱动整个装置前后运动。（From AG Filler. The history, development and impact of computed imaging in neurological diagnosis and neurosurgery: CT, MRI, and DTI. Doi:10.103/npre.2009.3267.5）

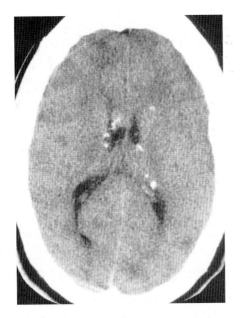

图1-6 早期的脑部CT图像可以使操作者观察到一位伴有结节状硬化患者脑部中脑室脑脊液(CSF)的低衰减值和脑室壁钙化的高衰减值。

(the Beatles)的合作被熟知，但它那时只不过是一家有望培养未来明星的小唱片公司。EMI制造各种类型电子硬件，从唱片机到无线电发报机。正是对电子领域的广泛兴趣加上音乐公司提供的充足的资金支持，为豪斯费尔德提供了由音乐转向CT成像研究的机会。在他的实验室，他配置了一个用来测量单束γ射线穿过体模后射线衰减的设备和一个简单的探测器。当然，γ射线会发生天然辐射，因此，在这个设备中只配置了一个有限放射性元素，而没有使用X线球管。

通过仔细测量γ射线穿过体模后的衰减量，然后围绕物体小角度旋转，重复这些步骤进行多次测量，豪斯费尔德指出，用外部测量数据可以重建出一个固体体模的内部结构。虽然现在CT已很普遍，但在当时这种看到不透明物体内部结构的能力就类似超人能够看穿坚固的墙壁的超能力。豪斯费尔德借助那个时代的计算机，用数学算法将装置收集到

的巨大数据转换成了图像(图1-7和图1-8)。

CT最初被认为是已有的X线体层摄影的改良，因此被称作计算机体层摄影，或更确切地说是计算机轴位体层摄影，又名CAT扫描。这个缩写通常会和宠物猫(非双关语)幽默地混在一起，最终缩写为CT。为了纪念豪斯费尔德的这项伟大成像工具，用他的名字命名了CT衰减值的单位"豪斯费尔德 unit"，缩写成"HU"。

从豪斯费尔德的早期试验阶段开始，他的这项设备的医学意义是显而易见的，EMI也支持他在这方面的研究。但这项设备要真正投入到临床诊断摄影的使用中还需改进，因为那时的计算机辅助原始数据重建要花很长的时间。要满足临床需求，快速数据重建是十分必要的。因此为了纪念阿伦·考麦克在加速CT数据重建方面的贡献，他也被共同授予了1979年的诺贝尔奖。

和其他的科技进步一样，考麦克的研究比CT的发明面世其实早很多年。在从南美开普敦以核物理学家的身份辞职后，考麦克在附近一家医院负责放射治疗的监督工作，这比豪斯费尔德的工作早20年。没有任何的医学背景，他对他的责任充满新鲜感并且对那时的治疗方案很是困惑。他先假设人体组成是均一的，显然这不是真的。他认为如果能够知道不同组织的特定X线衰减值，这对治疗和诊断都会大有裨益。考麦克最后在1963年发表了关于这个课题的文章，这比豪斯费尔德关于他设备的第1篇论文早了近10年。在考麦克的获奖演讲中，他解释说在他的论文刚发表后，受到很少关注，除了瑞士雪崩预测中心希望这项成果能够对他们的研究有价值，但是没有。

轴位与螺旋CT成像

虽然早期CT扫描在那个时代引人瞩目，但他们采集数据的"平移–旋转"法的确很慢。

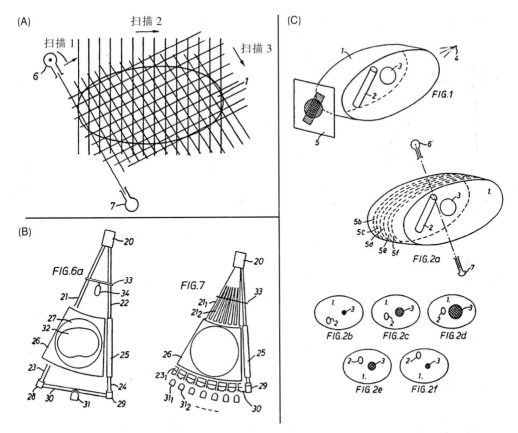

图1-7　豪斯费尔德的专利包括一个数据线性图示(A)，这是通过平移-旋转法采集到的，图示只有三个不同的角度。(From AG Filler. The history, development and impact of computed imaging in neurological diagnosis and neurosurgery: CT, MRI, and DTI. Doi:10.103/npre.2009.3267.5)

例如，80×80矩阵采集脑部2个厚层（大于10mm)大约需要耗时5min。虽然在那个时代这项技术很出色，但是操作者认为除了脑部成像，对其他部位的成像也不够充分。

即使有这些局限性，早期的EMI CT扫描仪是很贵的，在1978年大约需要$300 000,这吸引了世界许多制造商的注意。企图在新的利益市场建立立足点参与他们之间的竞争。由于这种协力合作，制造商提供了更快、更好的部件，CT扫描时间也迅速缩短，因此，EMI CT很快就被淘汰了。

这种第一代扫描仪很快被宽X线和宽排探测器的第二代CT机淘汰。不久以后，第二代扫描仪被第三代超越了，第三代扫描仪消除

了横向平移运动。现在的扇形X线束配合弧形探测器(图1-9)可围绕患者不停地旋转扫描。这种设计能够协调大功率X线球管，不仅是轴位扫描，也包括螺旋成像以及宽排探测器阵列，因此在现行扫描仪中它依然保持着优势。由于这些部件能够一起旋转，因此很好地保持了宽探测器阵列和大功率X线球管的匹配旋转。

早期的CT部件，唯一可用的成像技术就是轴位扫描和逐层扫描。在患者进入到下一个扫描层面的位置时，旋转1周可以将1个层面的数据信息采集完整，因此后期能够更好地抓住轴位扫描模式成像。虽然轴位扫描在特定条件下有一定优势并且仍然可以应用于

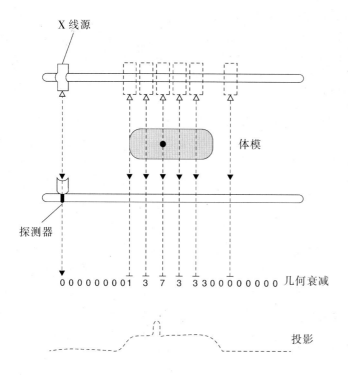

图1-8   这个图说明了接通电极后γ射线穿过包着铝棒的水模的过程。在CT术语中，这种运动被称作"平移"。每一束射线穿过该物体后，整个装置就会自动旋转1°，然后继续采集其他的投影。因此，第一代CT扫描仪的这种运动被称作"平移-旋转"。横线下面的数字表示被探测器采集到的衰减值，这能够用以图像重建。正如横线下面的投影值，这些信息可以用图标表示。第一代CT图像重建采用几何重建法，但是后来所有的CT重建采用投影重建技术，被称作反投影法，或者更特别的叫作滤波反投影法，因为后来证明这种方法比那个时代计算机的单纯几何重建要快很多。

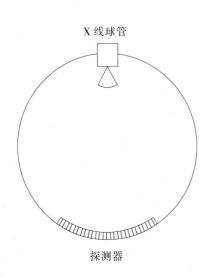

图1-9   第三代CT扫描仪中球管和探测器的组装方式。不像平移-旋转法，在这种设计中，球管和探测器围绕患者做环形旋转。早期的这种设计使用单排探测器，而现行的CT扫描仪也使用了相同的设计，除了又合并使用了每排有几百个独立探测器的多排探测器。

扫描仪，但是它比螺旋扫描花费时间更长，因为患者是逐层移动，与实际扫描时间相比浪费许多时间。

早期的扫描仪只有单排探测器，当降低一半层厚扫描时却需要2倍的扫描时间。这是因为扫描了相同的解剖结构却采用了更薄的层面，如同迈着更小的步子走相同的路程。单层轴位扫描还有其他的局限性，并且很多来源于过长的扫描时间。例如，如果在逐层扫描过程中患者移动，在图像重建中层与层之间会出现失真偏移或阶梯状伪影(图1-10)。

在轴位CT扫描中，患者移动是很讨厌和麻烦的，这也是困扰了CT扫描人员10年多的问题，因此在1990年螺旋CT扫描技术被引进时就备受瞩目。现在患者移动是CT扫描的需要。这一CT成像的创新方法归功于维利·科琳达(Willi Kalender)，"spiral"和后来的"helical"术语用以描述患者移动时旋转X线束的扫描路径(图1-11)。

螺旋成像最初受限于扫描仪硬件，一次

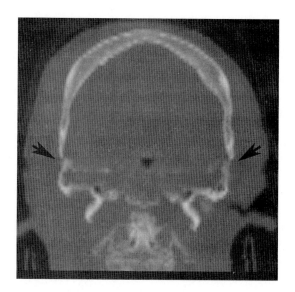

图1-10　颅骨的不规则形状(箭头所示)是由于在轴位扫描期间患者移动造成的。

扫描中只能覆盖解剖结构的一部分,因为连接X线球管和扫描架的导线会被缠绕。终于,CT硬件得以改善,进一步凸显了螺旋扫描的优势,使扫描架的连续旋转成为可能,CT扫描时间也迅速降低。通过使用滑环装置连接球管和探测器以分别接通电源和数据资料,这就实现了扫描架的连续旋转。这不是一项只适用于CT的发明,滑环装置在坦克炮台和家庭电视天线中已经得到普遍使用

(图1-12和图1-13)。

当我们使用CT轴位扫描模式时,每一层的数据进行图像重建时均作为独立的信息。在螺旋模式中,由于X线束相对移动患者的扫描有一个倾斜度,每1个轴位层面的重建必须使用不止一个层面的数据。这种轴位层面或者是其他层面的衰减值,都能够利用螺旋扫描期间测得的数据进行估计。这个过程用已知组织的衰减值估计周围组织,但仅仅是邻近组织的数据,叫作内插。这和房子未进入市场买卖之前估价的方法很像。为了使估价更加可靠,估价者事实上不会简单地把房屋各部分的价值加起来来决定它的市场价值。评估的卖价几乎都是基于具有可比性的邻近房子的当下售价。例如,如果在过去一年里你周边房子都有交易价格,你房子估价的可靠性会高于你在缅因州偏远周边所卖的自建的10房豪宅,因为在那最近的可比较的房子在很远的镇上。同样的原理也适用于螺旋成像。邻近的螺旋线圈在一起,它们的估计值会更精确,以内插值替代的衰减值出现在组织中而没有直接出现在扫描轨迹。这就解释了为什么使用小螺距会得到更好的分辨力,因为小螺距允许在短距离内使用内插。万一螺距值小于曾使用值,螺旋扫描重叠允许扫描仪不止一次测量一些组织的衰减值,这会

(A)

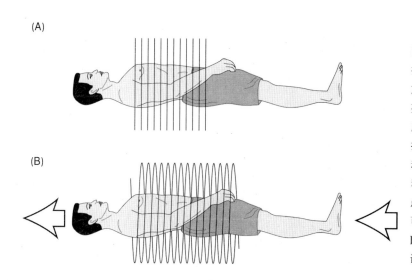

(B)

图1-11　轴位扫描时(A),CT扫描架在垂直患者的平面上仅仅旋转一次。螺旋扫描时(B),扫描架也是一样的旋转,不过在患者床架移向扫描架中心时扫描架持续旋转。这两种同时发生的运动的结合(也就是球管持续旋转和患者前移)导致X线束在穿过患者时是倾斜的。这种X线轨迹可以被描述为"helical",因为"helical"也隐含直径持续改变,故术语"spiral"被"helical"替代。

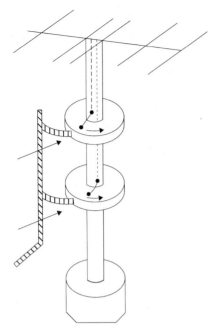

图1-12　现在很多人难以相信，但是有一段时间TV信号是被固定在房顶的固定天线自由接收的。当然TV图像的质量与信号接收强度有关，也就意味着对于远离发射源的农村家庭，好的TV信号需要敏感的天线。为了使天线的方向最优，需要在天线旋转时观看图像。最好的办法是站在客厅里的电视机旁调整天线方向，可以一边旋转天线一边观看电视图像。通过在天线轴连接滑环(箭头所示)，天线可以直接旋转而不用担心需要爬上房顶打开天线变形器。在佛蒙特州冬天寒冷的夜晚这将会非常舒适。

减少误差，但这是以时间和患者受辐射的剂量为代价的。

多排探测器CT：射线校准与探测器校准的比较

现代CT扫描带给我们最大的进步是在螺旋扫描中增加了探测器的排数。众所周知，第一代EMI CT扫描仪当时在一次扫描中也获得1层以上的图像，尽管基本原理在不同代CT有所改变，但多排探测器并不是CT的新概念。这些早期的平移−旋转扫描仪，一次围绕患者的旋转扫描需要5min，因此两个探测器的使用可大大地减少总扫描时间。然而在第二和第三代CT的设计中，为了节约成本和降低重建复杂性弃用了第二排探测器。

EMI扫描仪出现后20年，艾尔森(Elscint)再次引入多排探测器，但在当时其原理是为了降低螺旋扫描中的球管发热问题。后来随着滑环扫描仪的到来，在进行大范围螺旋扫描时，因为持续的扫描导致X线球管过热，许多医院都经历过机械自动关闭。一旦发生，需要扫描强制中断为球管冷却提供时间。这常

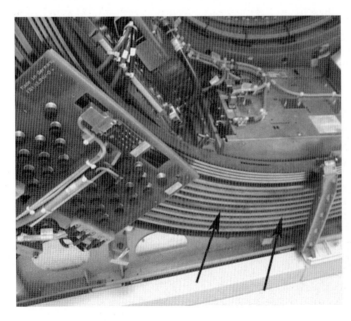

图1-13　CT扫描仪的滑环（箭头所示）。接触部分固定在大的、运行在传导性金属轨道的金属板上，在整个机架自由旋转时滑环提供电力和传送数据。

常发生的不合时宜,例如,当正在扫描一个严重创伤患者,而先前采用CT轴位模式时,则几乎很少有这种情况发生。这是因为,尽管在每次扫描架旋转时移动患者的时间很短,但是提供了足够的球管冷却时间。Elscint的设计是想要通过减少球管螺旋扫描时的持续运行时间来减少球管热量。

制造商很快发现了多排探测器扫描的其他显著优势,甚至在引入高热容量X线球管使X线球管热量问题最小化后。早期的多排探测器扫描仪可提供短的扫描时间或者薄的层厚,随着探测器排数的增加可两者兼顾。在后来十年的进程中,扫描仪逐渐使用4、8、16、64、128排探测器,最近出现了320排探测器(图1-14)。多排探测器阵列会导致高成本,因为每排探测器也包含将近1000个独立的探测器组件,另外,每排探测器间防止散射的金属滤过板的使用也意味着这些多排探测器阵列很重、制造困难、价格昂贵。

使用者要准确地知道所用扫描仪的探测器是怎样排列的,因为不同的制造商生产的探测器排列是有变化的,几乎没有方法能直观地看出探测器的排列。认识到一些扫描仪提供的数据通道少于可用探测器排数也是很重要的。

所以制造商可以提供一个仅仅使用20个数据通道的"framostat 40"扫描仪。你会发现在使用最小的探测器准直的情形下,这种扫描仪比期望中扫描的用时更长,因为在最小探测器使用时只有一半的探测器排数是开通的(图1-15)。

选择开放探测器排数的好处是操作者可以选用准直小的中央探测器更好地观察细节,也可用全部探测器快速观察大的解剖区域。所以记住你对探测器准直的选择不是一个小事情,因为它不仅仅决定扫描分辨力,也决定了在扫描时间上具有重大影响的开放探测器排数的总数。

CT图像对比度

众所周知,CT图像灰度建立在衰减值的线性比例的基础上。当X线在组织中被明显地吸收或者折射,即衰减,很少的X线会到达探测器,相应的组织就会在图像上显示为白色。当很少或没有X线衰减时,更多的X线到达探测器,相应的组织在CT图像上显示为黑色。这就是为什么CT成像时空气显示为黑色,而骨显示为白色,脂肪和脑的灰度介于两者之间(图1-16)。与CT图像最直接关联的就是单一

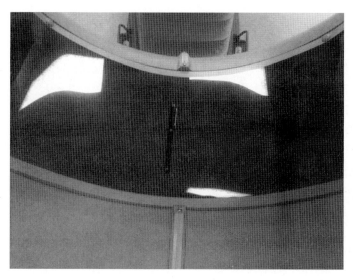

图1-14　钢笔被放置在320排探测器扫描仪的塑料板上,对于此探测器这样的宽度将提供给CT扫描仪一些前景。使用这个扫描仪探测器阵列在机架1次旋转中有足够宽度去覆盖整个笔头。

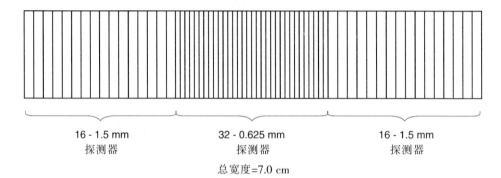

64 - 0.625 mm 探测器阵列
总宽度 = 4.0 cm

16 - 1.5 mm
探测器

32 - 0.625 mm
探测器

16 - 1.5 mm
探测器

总宽度=7.0 cm

图1-15 这两种不同扫描仪探测器阵列都是64排探测器，但是依赖于不同的开放探测器个数可提供不同可使用的扫描宽度。上面的例子，64排探测器每个宽度是0.625mm，均匀分布，每排探测器都有一个数据通道。这样布置可以用全部可用扫描宽度4cm来提供0.625mm探测器准直。下面的例子，共有64排探测器，但是只有中间32排探测器的宽度是0.625mm。余下的32排探测器宽度都是1.5mm，这种安排好像是这16对探测器在阵列之外。当使用0.625mm准直时只能提供平均2cm宽度，这只有上面分布的一半。

然而当使用中间成对的探测器时，它们就像16排1.5mm的探测器，当变成48排1.5mm的探测器时就可全部使用探测器。这在每次旋转时提供平均7cm的扫描宽度，差不多是上面阵列的2倍。所以制造商会给他们的扫描仪装备下面的配置，这样可以在快速的体部或肺部成像时提供宽扫描宽度，也便于提供更好的成像，例如脑部CT血管造影。然而，使用下面阵列的0.625mm探测器准直的CT血管造影的扫描时间是使用上面阵列的2倍。你需要在不同成像需要时，正确设计探测器元件的扫描方案。

的X线衰减，用灰阶显示，这与磁共振(magnetic resonance, MR)成像有实质的区别，MR成像在图像上显示多种信息资源，所以图像上一个暗区可能与信号流失、低质子密度，甚至与依赖于扫描技术和解剖部位的磁敏感性有关。

虽然在原理方面CT成像看起来比MR简单，但是一些因素混淆了我们对图片上的组织赋予正确的衰减值的能力，在归档的案例中有很多这方面的例证。例如，在CT图像上，肾囊肿可能出现高衰减值，归因于伪增强(见第8章，误区1)，或者脑脊液在鞍区的衰减值被误以为与脂肪一样，这归因于射线硬化效应(见第5

章，伪影6)。所以当CT图像显示的内容看起来比MR成像更明确时，你必须知道，在CT扫描中有许多因素可以混淆衰减值显示的准确性。

层厚

尽管早期扫描仪产生的图像都是不连贯的，明显的低像素，因为它们使用的是80×80的矩阵，但是CT图像的层面内分辨力提高很快。随着CT扫描仪更新换代，像素大小很快减小到现在的亚毫米级。但是CT图像分辨力是有体素尺寸决定的，体素是由像素尺寸和层

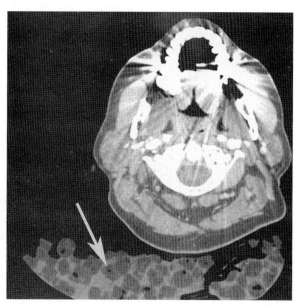

图1-16　这位颈痛患者躺在冰袋上接受CT检查。注意冰块(箭头所示)比周围水黑。按照CT惯例,这意味着穿过冰的X线衰减少于液态水。因为液态水和固体冰具有一样的分子组成,衰减不同肯定是水分子的轻微差别的结果,就像是水的状态变成透明的冰。CT成像除了在不同衰减方面的高敏感性外,还提供了足够高的分辨力去显示空气、黑斑、冰块。

厚共同决定的。

　　尽管采用厚层扫描图像,小的结构可能不清晰,因为每个体素代表一个单一的衰减值,衰减值由所有内容物的平均衰减决定。这就像是最初的美国佛罗里达州总统选举过程。在这里所有的代表的票数会授予最终的胜者,不像新罕布什尔,他们基于总票数中候选人的部分分次授予。例如,如果一个单一的体素包含脂肪(低衰减)和钙化(高衰减),那个体素的平均衰减恰好与正常的脑组织一样,导致脂肪和钙化在CT扫描中不明显。下面的情况很常见:一个很小的、密度增高的、仅占据一个体素的一小部分的钙化,将导致整个体素都有钙元素的衰减,并导致CT扫描中钙化实际尺寸的扩大。

　　早期的单层CT扫描仪大多不减少层厚,因为这显著增加了完成扫描所需要的时间。然而,使用多排探测器CT扫描仪时,扫描时间取决于检查目的,而与层厚是相互独立的。例如,对于相同的解剖结构,采用亚毫米层厚的64通道扫描仪比使用5mm层厚的4层扫描仪扫描得更快。多排探测器扫描仪可以在不增加扫描时间的前提下提供很薄层厚的扫描,这保证了正常组织的高质量多平面重组。

体素的各向同性和重建

　　能够采用非常薄的层厚进行扫描已被证明是现代CT成像最显著的进步。尽管早期CT扫描仪在逐层扫描时能够提供高质量的轴位图像,但是因为厚层厚,重组成别的平面的图像质量很差。例如,使用1cm的层厚就意味着每个体素的深度是像素尺寸的10倍以上。这些不对称的体素导致在重组时出现明显的"阶梯状",除了明显的线形几乎没有诊断价值。然而,使用立方体或层厚和像素一样的各向同性体素扫描,保证了在各个层面重组的图像具有和扫描获得的图像一样的图像质量(图1-17和图1-18)。

　　尽管对于体部和神经系统成像高质量重建已成常规,但是重要的是意识到:使用最薄可用探测器准直时,每一层面的信噪比(signal-to-noise ratio,SNR)要低于宽探测器准直或采用窄探测器准直厚层重建的信噪比(图1-19)。

　　如果要薄层和厚层扫描有同样的信噪比,那么,薄层扫描时放射线剂量必须增加。

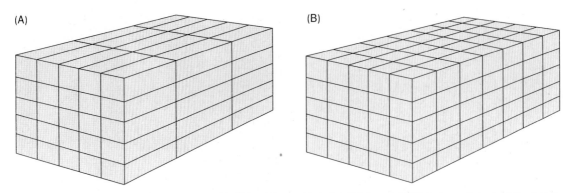

图1-17 这幅图片展示了(A)体素与(B)体素的不同，(A)体素使用厚的CT探测器准直，又称各向异性，(B)体素使用薄的探测器准直，又称各向同性。各向同性或者立方体体素是当层厚近似像素边长时建立的。例如，当使用512×512矩阵扫描重建时，为了提供立方体体素，探测器准直需要小于1mm。建立各向同性体素的好处是，可以扫描重组任何平面(例如矢状面、冠状面、倾斜面)，这些重建的图像质量与扫描平面获得的图像质量一样。(Illustrations provided by Dr. Rihan Khan, University of Arizona, Department of Radiology)

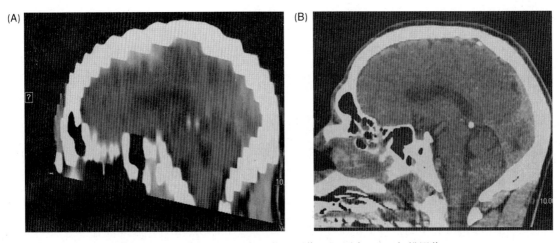

图1-18 (A)5mm标准重组的矢状面图像；(B)原本0.7mm扫描图像。

然而，在实际操作中，这个问题由于薄层扫描在常规扫描中甚少使用而得到缓解。采用3~5mm厚层设计，依据亚毫米数据重建图像，总体上信噪比明显好于薄层源图像。大多数脑部成像的基本原则是"薄扫描，厚观察"，因为探测器校准使射线硬化伪影在后颅窝最小化，对于螺旋成像可以使锥体束和部分容积效应最小化(图1-20)。但是，在这种情况下考虑到X线剂量，要记住增加一点剂量就可以提供充分的高质量重建需要的图像，这样可以减少患者的二次扫描的需要，从而降低了患者的辐射剂量。例如，通过轴位CT的鼻窦数据重组冠状面图像，这样减少了直接的冠状面扫描，降低了患者近50%的扫描剂量。

图像重建和探测器阵列

豪斯费尔德的第一次CT实验是使用纯代数重建(图1-21)来建立图像。事实上，这样看来他的第一个设计基本上旨在使用最适合的

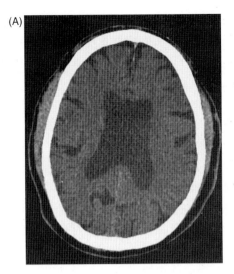 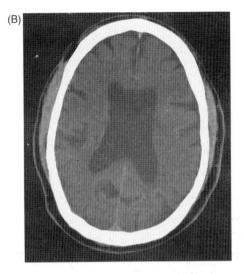

图1-19　0.625mm层厚的噪声比较明显(A),利用多排探测器将层厚合并成4.5mm时,图像噪声降低(B)。

方式来收集重建公式中的变量数值。

虽然这种方法是有效的,但是有两方面的原因使代数重建不实用。首先,代数重建需要大量的计算;其次,当已知数并不那么准确时,使用方程直接求解未知数是不可能的。CT数学重建中的一个例子就是CT测量是有噪声

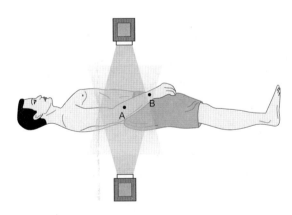

图1-20　螺旋成像需要球管旋转180°或360°采集数据,以便能够观察相应的任何结构(注意黑点A)。然而,不在中心的结构(注意黑点B)可能因为X线束分散只成像一次,所以宽探测器阵列的CT扫描仪是很必要的。这种采样过疏的伪影称为部分容积效应伪影,它可以导致结构边缘模糊。这种伪影不能与容积均化混淆(见第7章)。

干扰的,而且会呈现各种各样的伪影。当大多数CT扫描仪都使用一种要求不高的反投影技术或者比较精确的滤波反投影技术时,人们对纯代数重建技术又重新提起了兴趣,这是由于电脑运算速度已经足够快从而使这种技术成为可能。扫描信息被看作一系列投影而不是一组数字(如图1-8所示)。这项由加百利·弗兰克(Gabriel Frank)于1940年取得专利的技术,最初是在发现CT的30年前作为一种光学反投影技术被提出的(图1-22)。

反投影技术存在边缘伪影,为了提高最终CT图像的质量,需要对伪影进行处理。处理伪影的步骤称作滤波,注意该术语不要与用于消除低能X线的滤波操作相混淆。依然有许多也可以被称作"核"的滤波器以消除X线金属滤过的混淆,这些滤波器被使用者用于重建CT图像。"锐利"滤波器用于显示骨骼却增加了明显的噪声,相对于此,"软组织"滤波器却以图像模糊为代价来减少噪声。过滤的过程在数据采集之后、图像显示之前,且观察者无法修改。这当然不同于使用窗宽和窗位的设置去显示重建图像(图1-23)。

螺旋扫描一经推出,这是CT重建的新的

2	3	4	9
1		5	9
7	2	1	10
10	8	10	6

图1-21　这个3×3的矩阵简单证实了如何通过写在外侧的横排、纵列和对角线的和来推测中心未知格子的数值。在这个简单例子中，中心空格的值当然是3。早期CT使用80×80矩阵应用这种代数方法需要几个小时的计算。这个方法很快被大规模的反投影重建技术所取代，因为它们更快。

方法。这种方法可以在患者持续移动通过探测器的过程中获取数据重建。这种方式的重建整合了X线扫描全身时组织的衰减值的估计或插值（图1-24和图1-25）。

出于CT技术的复杂性，每次进步都有其他的挑战不得不被解决。例如，螺旋模式下从一个大的多排探测器阵列的每个通道同时采集数据的重建技术需要改进。问题是，操作更大的数据集并不简单。随着探测器排数的增长，X线束在头尾方向上增宽到覆盖所有探测器阵列。那就是为什么CT的厚扇束有时被称作"锥束"。X线束产生于阳极的一个小的焦点，与中间的探测器相比，X线会以一个较小的角度撞击外排的探测器。结果，对于均一的体模，X线射到外周探测器的距离要远于中间的探测器。原本就复杂的重建算法现在还必须考虑到X线路径长度的不同。这些新的重建方法也将有可能导致新的和不熟悉的

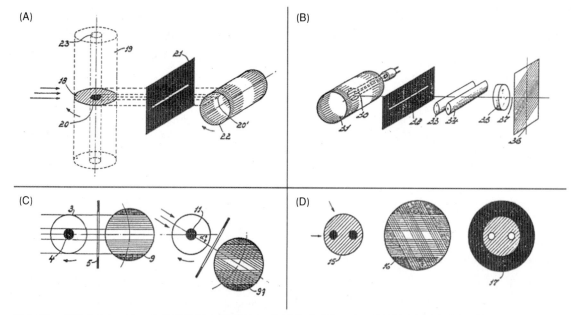

图1-22　在这个Gabriel Frank的反投影专利图解中，你可以看到它已经开始计划应用光学投影技术了。(B)图展示了圆筒中的发光体一行一行地收集(A)图中的旋转物体的投影。CT现在在重建思想上使用数字方法而非光学方法。（From AG Filler. The history, development and impact of computed imaging in neurological diagnosis and neurosurgery: CT, MRI, and DTI. Doi:10.103/npre.2009.3267.5）

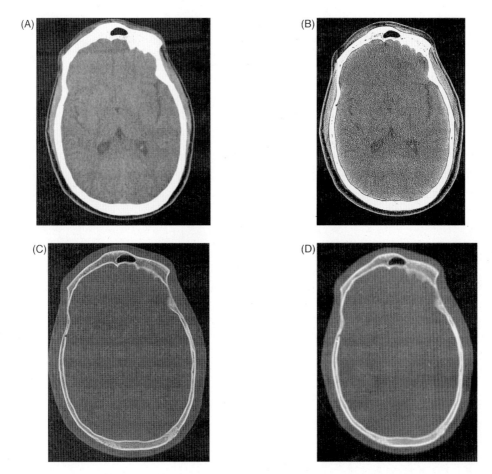

图1-23　这4幅图像说明了图像滤过和窗技术的不同。(A)使用软组织滤过处理且软组织窗显示。(B)显示相同的数据集但使用骨滤过,用与图A相同的窗宽、窗位的软组织窗显示。注意,由于滤过器的改变,噪声明显。

(C)同样使用骨滤过处理,以相同窗宽、窗位的骨窗显示。注意,有多少颅骨上的细节现在变得明显。(D)以相同窗宽、窗位的骨窗显示,但却用软组织滤过重建。注意,与C图相比,骨边缘显示的是多么不锐利。

这几组图像说明,边缘增强和噪声的平衡取决于滤过器的选择。所选择的滤过器也称"核",将直接影响患者所需的扫描剂量,因为它是你观察图像噪声的重要因素。

伪影。

随着用于数据重建的探测器全部数目的激增,用于图像重建的计算需求也随之增长。现在多数扫描仪每一排探测器上有700~1000个单独的探测器,机架每旋转一圈可以提供令人震惊的数据量需要去处理。例如,一个商用双源扫描仪在它的2个阵列的探测器中有77 000多个单独的探测器元件,而这些元件在机架旋转的每一亚秒间连续采集数据。

锥形束成像

理论上,下一步横断位成像的进展将会用单个的平板探测器代替复杂的多排探测器阵列,就像之前代替传统血管造影中的图像增强器一样(图1-26)。宽多排探测器阵列和平板探测器在构造上有一些相似,但也有一些显著的差异值得考虑。

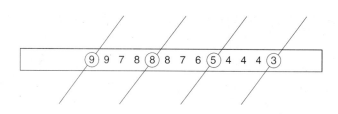

图1-24 当使用螺旋模式扫描时，X线束的轨迹与患者的长轴成一定角度，且此角度随螺距的增加而增加。为了在X线束实际路径之间分配给体素衰减值，这个衰减值需要基于已知数据点来估计或"内插"。那些直接测量的点相距越近，估计值会越好。图中没有圈的数字就是基于在斜线(实线)上经直接测量点得到的已知数值所估计的。

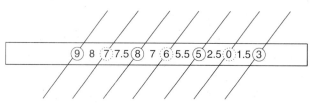

图1-25 在此图中有更多的已知数值(带圈的数字)，因此对斜线上的数值只需要较少的估计。注意，实线圈中的值不同于图1.24中的值。这证实了为什么大螺距螺旋成像中，扫描线分开的距离越大，分辨力越低。

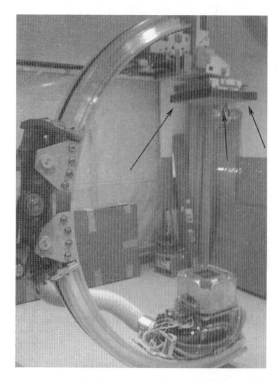

图1-26 血管造影装置图片，展示了平板探测器(箭头所示)在C形臂的顶部，而它的X线管在底部。

不同于传统X线影像，直接X线和散射线均产生影像，早期CT扫描机架用相对窄的线束限制散射的X线产生最终图像。由于现代CT扫描仪的探测器阵列的排数增加，使阳极发射的X线束在水平和垂直两个方向上都增宽，形状更像一个锥形而不是扇形（图1-27和图1-28）。

一个常规多排探测器扫描仪采用宽的扇形束时，为了将撞击探测器的散射线减至最低，在探测器阵列每排探测器之间加入薄金属板，称作"滤过板"。这些滤过板吸收大量散射线且被设计为仅允许垂直于探测器方向的X线产生影像。滤过板的应用改善了图像质量，同时增加了探测器阵列的重量和复杂性，也增加了患者的辐射剂量。

采用平板探测器的CT扫描仪也在二维方向上使用宽束以便均匀覆盖平板。自从多排探测器扫描仪的线束也被称为锥形束后，术语有些混淆，但许多作者把CT设备称为平板

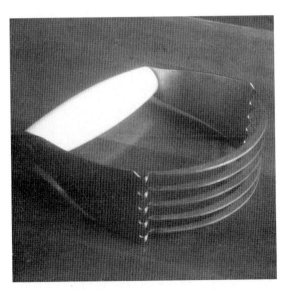

图1-27　多排探测器CT采用的X线束形状类似于厨房切黄油的刀具,因为它可以从两个方向分离。

探测器,而非多排探测器"锥形束扫描仪"。但是,这些平板CT不像多排探测器CT那样使用常见的滤过板来进行优化,那它必须使用其他的方法来极力减少散射线对图像对比度的不良影响。正如传统X线胶片那样,使用滤线栅可以改善图像质量,但同时也会增加患者的辐射剂量。例如,大约20%的患者辐射剂量可能在多排探测器扫描仪的滤过板上被消除,当平板或锥形束扫描仪采用滤线栅时,估计这个百分比还会增加。

这些因素被称为剂量效率,是扫描仪硬件吸收效率和几何效率的综合量度。例如,早期单层扫描仪有非常高的几何效率,因为几乎所有的X线在单排探测器中被采集到。然而,由于探测器的材料限制,那些早期扫描仪有着相对较低的吸收效率。与单层扫描仪相比,现代CT扫描仪做出了改善,吸收率非常高,>90%,但几何效率较低。这就给这个奇怪现象做出了解释——在相同部位,为何采用单层CT做轴位扫描时,患者的辐射剂量比采用现代多排探测器CT做螺旋扫描时要低。

因此,如果采用平板CT,辐射剂量增加,成像对比度下降,为何会有此担心呢?一个原因是相对于多排探测器CT,平板探测器CT改善了分辨力。另一个原因是,平板探测器比宽探测器阵列轻,所以旋转扫描的时间快很多。但是,有另一个目前常被忽视的旋转时间限制因素,叫恢复时间。机架旋转速度的极限通常被认为是非常重的物体高速旋转下的物理旋转极限。另一个局限因素是,每次X线曝光后,探测器重置所需的时间过长。例如,如果每次曝光后探测器需要1s恢复到基础状态,那么机架1s旋转4圈就毫无意义了。探测器需

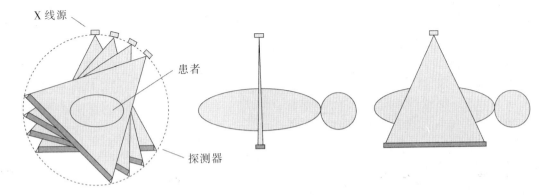

图1-28　通常第三代CT扫描仪设计为X线球管(左图顶部)和固定于球管对面机架上的探测器(左图底部)同时围绕患者旋转。从侧面看,单排探测器扫描仪的X线束从头到足十分狭窄,看起来像纸扇(中图所示)。然而,为了在现代扫描仪上容纳多排探测器阵列,从头到足方向和两侧的X线束必须足够宽 (最右边图像)。(This figure provided by Josef Debbins PhD, Barrow Neurological Institute, Phoenix, Arizona)

要重置的时间也称为余辉(afterglow)，这对过去的探测器设计来说是一个问题，但对于现在多排探测器扫描仪却是微不足道的。虽然机架可能转得更快，但是平板探测器扫描仪需要更多的时间恢复。除非平板探测器能更快地恢复时间，否则平板探测器就是一个可有可无的设备。

剂量限制、潜在的低对比度和复杂的重建算法暂且妨碍了锥形束CT的商业发展。但是这项设计有一定的优越性，并且值得我们继续关注，因为随着技术的不断发展，很多这类问题可能被解决。目前，锥形束CT可为血管造影提供另一个可行办法，且被证实在解决复杂的介入操作和处理介入操作中的突发事件极为有用。

迭代重建

目前，所有的CT扫描仪都使用反投影变量进行图像重建。最近，许多CT制造商开始为他们的扫描仪提供数学重建或代数重建的参数，通常称作迭代重建（iterative reconstruction, IR）。理由有以下两方面。首先，由于CT比较普及，所以必须强调降低扫描时的辐射剂量。第二，因为使用超级计算机计算的费用较低，现在完成代数重建在时间和成本上都是可以接受的。早期研究表明，体部成像，使用IR进行重建时，在图像质量没有明显降低的情况下，辐射剂量可以减少50%~75%。

许多主要参数现在都由CT设备供应商提供。有的设备甚至通过清算成像链中的特殊错误来限制噪声，也称之为"光学器件"。有的设备不使用纯粹的数学重建，而是使用混合技术，即先使用传统的滤波反投影，之后使用数学算法来降低噪声，在迭代过程中将重建数据与源数据进行比较。

术语"迭代重建"描述的是为了与实际扫描数据最大程度地匹配而对图像数据不断校正的过程。这是一个通过不断校正或者迭代来处理的过程。我认为这很像一个填字谜的游戏(图1-29)。我们大多数人都用铅笔填字谜，这是因为一旦我们弄明白"纵"列的提示语，我们可以有机会重新考虑"横"列的提示语。我认为迭代重建处理也是这样简单，软件以最优的输出显示出图像，然后与源数据进行对比，校正后再次对比，观察图像是否得到优化。

为什么这个过程无法通过单一有效的计算很容易地完成呢？其中一个原因是源数据本身包含错误和噪声。结果，对于计算没有简单的解决方法，因此，最值得期望的是为数据集建立一个"最佳适配"。像考虑一个猜字谜一样考虑它，但是，格子上有几个地方没有词可以同时"横""纵"均合适。IR可以减少剂量或在相同剂量下提高图像质量，但它需要特殊的软件和计算机硬件且通常会增加处理的时间。尽管如此，出于IR可以明显减少辐射剂量，它仍将被广泛地采用。这种方法同样也为最大限度降低金属植入物产生的条形伪影提供新的方法。

因为其他的较便宜的方法也可以进行这种数据处理，所以我们采取上述以牺牲临床对比度为代价来获得"完美"图像的方法(IR)时要仔细考虑，我们必须考虑到这种风险。例如，后处理算法消除解剖区域的噪声(除在衰减方面有着细微的差异)可能会使实物模糊。迭代重建法虽然能大幅减少辐射剂量但也有其自身的局限，在它们确信能使用前需要一些时间证实所有这些新技术的临床可行性。

机架角度和图像显示

大多数单层CT扫描仪的扫描机架都可以向扫描床倾斜。采用此装置常用于优化轴位颅脑扫描成像，当向头部倾斜时，可以获得直接的颅脑或鼻窦的冠状位图像。早期扫描仪

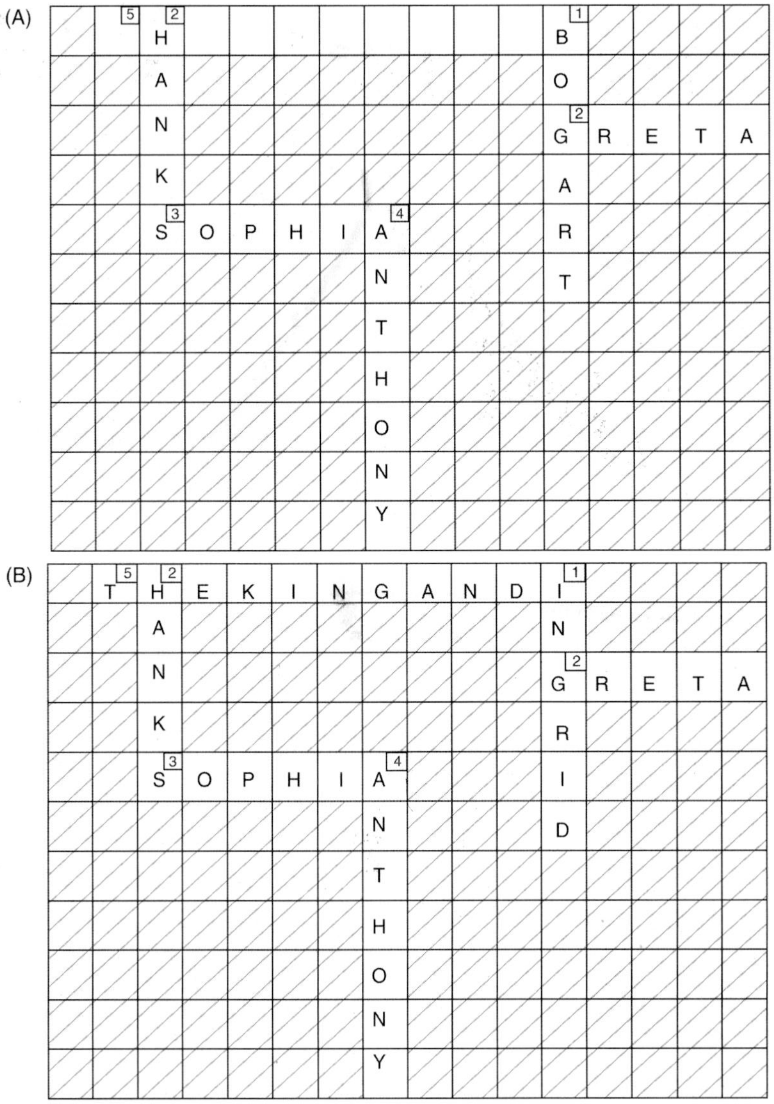

图1-29　在(A)图中,你可以选择在#1的竖列填"Bogart":一个6个字母的单词,电影《卡萨布兰卡》的主演,但是当你填写了行#5时,你会发现这个单词的第一个字母是"I",然后你不得不修正这个单词:行#5的这个单词是由Yul Brynner和Deborah Kerr领衔主演的一部获得最佳艺术奖提名的电影(B)。

成角的一个显著优点在于,通过倾斜可以把覆盖颅脑所需的层面数降至最低。当CT成像"每层数分钟"时,取消1个层面并非不重要。随着扫描速度提高,颅脑成像倾斜扫描可以降低眼睛的辐射剂量,而眼睛容易受到辐射损伤,应推荐将眼球置于扫描野之外。

然而,现在大多数的螺旋CT、宽多排探测器阵列以及双源CT,颅脑成像时机架不能倾斜。尽管硬件上有所改变,但是行头颅CT连续扫描时,采用传统角度应视为常规,因为这些角度有助于我们熟悉图像,并能更好地与之前的CT扫描相比较。

虽然就患者体位采用机架倾斜为显示骨骼和鼻窦提供直接冠状位成像,但现在大多数CT都可以提供近似各向同性体素的图像,就不太需要直接冠状位成像了。现在,甚至是以前无法想象的矢状位重组图像已成为常规。事实上,各向同性体素成像已经创造了一种类似于MR的成像环境,甚至现在多排探测器CT的轴位及螺旋扫描图像可以进行斜位重

(A)
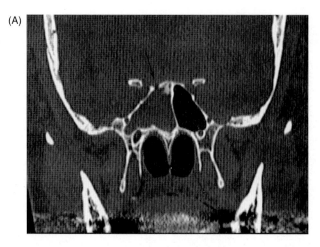

(B)
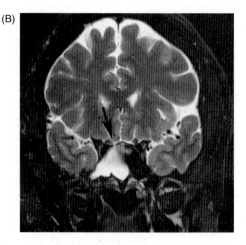

图1-30　这幅高质量的冠状位CT图像(A)是利用轴位成像数据薄层重组获得的。注意图(A)中蝶窦处的一小块骨缺损(箭头所示),与图(B)中MR T2加权图像上的脑脊液漏相吻合(箭头所示)。

建以满足诊断需求(图1-30A和B)。

然而,扫描时机架不能倾斜的话会产生两个新的问题。如果机架能够倾斜,扫描者在设计扫描角度和范围时,将眼眶排除在外,此时眼睛受到的辐射剂量就会最少。但是,有的扫描机架不能倾斜,操作者没有意识到眼睛包括在扫描野内,也不知道这些传统显示角度的重建数据是包括眼睛扫描数据。

所以,当采用扫描架不能倾斜的新扫描仪进行头部扫描时,晶状体通常也包括在扫描野内。采用现代多层CT进行直接螺旋成像时,眼睛受到的辐射剂量相当低。这是CT成像在改进过程中作出的另一个牺牲。当采用多排探测器放大扫描时,可能不会倾斜扫描,但是潜在的剂量增加可能由自动曝光控制,通过滤过板和多排探测器消除过多的剂量 (见第2章,多余射线)。而颅脑成像采用自动曝光控制可能没什么意义,否则可能出现一个类似于球形的物体,然而让晶状体减少更多的剂量是值得的。另一种降低晶状体剂量的方法是采用眼罩衰减过多的X线,但这增加了成本和时间(见第2章,屏蔽罩)。

不使用扫描架倾斜进行颅脑扫描遇到的第二个问题是,操作者需要注意口腔内的金属产生的伪影,如银汞合金、牙冠和植入物。当使用机架倾斜时这些几乎不是问题。这些十分密实的材料挡住X线投影,直接在后颅窝形成金属伪影,在某些情况下,会显著地降低CT扫描的诊断价值(图1-31)。减少这种伪影的一种方法是指导患者降低下颌进行扫描。传统成像角度不需要机架倾斜也能帮助限制来自牙齿的金属伪影,如果小心地操作,也可以潜在地减少眼睛受辐射的剂量。

医疗实践有时很奇怪,一方面渴望接受新技术但又不愿改变现状。随着机架不能旋转的扫描仪的到来,对于成像机现在唯一的好处是观看颅脑CT扫描的方位与过去一样熟悉。在许多方面,直接成像能更容易地比较CT与MR扫描,因为后者的常规显示是没有角度的(见第5章,伪影9)。但现在看来,随着越来越多的中心转移到颅脑各向同性成像,头颅扫描最终将在两个或三个类似于体部CT图像的正交平面显示。

扫描采集速度

我的一个朋友拥有非常大的草坪,他曾经告诉我,他大约每隔10年买一个新割草机,

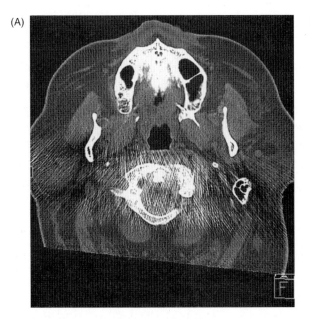

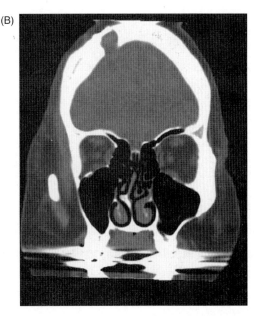

图1-31　轴位CT扫描(A)显示在颈项交界处过多的伪影。冠状位重建(B)显示,因为该扫描仪机架不能倾斜,所以条纹是由银汞合金和颅底投影所产生的。

每一个新的割草机的刀片都比之前的更宽。当他快要退休的时候,割草机只需来回一趟就可割掉整片草坪。同样CT探测器阵列也随着时间逐渐发展。而最早的CT只有一个或两个探测器,用它来扫描颅脑需要半小时。现在有320排探测器CT,可1次覆盖整个颅脑,旋转1周达亚秒级。

决定螺旋技术扫描速度的有三个因素:线准直、检查床的速度以及球管旋转的时间。术语"螺距"是一个有用的概念,它融合了所有三个因素。螺距有几种定义方法,但我们将它具体地定义为:

球管旋转1周时检查床移动的距离(cm)/线束准直的宽度(cm)。

例如,如果线束准直为4cm,检查床每秒移动4cm,球管旋转时间为1s,则螺距等于1。从直觉上讲,螺距为1可以看成是X线束环绕患者做连续的螺旋,扫描无间隙、无重叠。现在,如果我们只是减少旋转时间为0.5s,但保持线束准直和检查床移动速度不变,螺距就

等于2。这样的螺距X线所覆盖的轨迹之间有大的间隙,将降低分辨力并增加层厚。然而,值得称道的是,较大的螺距将减少辐射剂量和整个扫描时间(图1-32)。

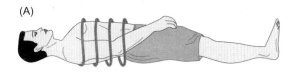

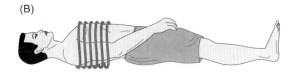

图1-32　此图显示与采用小螺距(B)扫描相比,使用大螺距(A)时射线轨迹间隙较大。采用大螺距的优点是,扫描时间更短,以及以分辨力和最薄层厚为代价的低剂量。

旋转时间

当应用螺旋模式扫描时，减少旋转时间将对整个扫描时间有显著影响。有效降低一半的旋转时间将减少一半的扫描时间，这对运动组织成像(如心脏)很重要(见第3章)。然而当采用步进-点射扫描时，实际扫描时间仅仅是总扫描时间的一部分。总扫描时间还包括患者从一个层面到另一个层面移动的时间。减少旋转时间通常会因为获得较少的投影而降低整个图像质量，但由于快速扫描的好处大于部分图像的质量下降造成的坏处，最新的扫描仪在CT血管造影(CTA)中常规使用0.5s的旋转时间。

双能量、双源CT扫描

现在计算机断层扫描时间明显缩短，一个颅脑扫描不到10s。相比较，在我的放射职业生涯开始的时候，颅脑常规扫描每层需要5分钟。按照我的计算，这意味着与30年前相比，一个相同的颅脑CT扫描，速度现在快约250倍。我想知道，为什么CT的价格并没有下降，但这完全是另一回事。

人们会以为现在的CT扫描仪，速度快到能够解决任何诊断问题，但扫描快为CT成像创造了许多新的机遇，也带来了一些问题。例如，颅脑和颈部成像时，在注射对比剂后需要延时扫描，否则在异常组织内还没有足够的对比剂聚集时扫描就结束了(见第6章，误区8)。同时，CTA现在的扫描速度如此之快，以至于颈动脉在不完全填充的情况下就可以完成扫描，这样容易产生伪影，影响解剖显示。但应该认识这些不足并做出调整。总的来讲，更快的成像创造了全新的应用，为了某些目的，似乎CT不能扫描得那么快。

为了进一步减少扫描时间，当前所采用

的一个方法是制造两个球管和相互呈90°的两套探测器阵列(图1-33)。因为从左到右的X线穿过人体的衰减值与从右至左大致相同，只需要180°成像或转半圈即可。因此，当采用两个球管和相对应的两套探测器时，机架需旋转90°为进行图像重建获取必要的数据。

机架采用两套完全分离和独立的球管探测器的另一优点是，它们可以设置不同的状态。例如，如果一个球管采用低千伏工作而另一个球管采用高千伏工作，则相同的层面可以获得两张具有不同对比度特性的重建图像。该方法利用双能X线组织衰减的差异，获得更好的组织特性。这种技术被称为双能量CT扫描，因为它们可以在单一千伏成像时具有相同的衰减值，尤其可以利用对比区分不同的骨骼。碘选择性吸收低能X线,这种效应被称为光电效应，然而骨骼在两个能量时都散射大量的X线。当采用低电压成像时，碘会出现更高的衰减值。我们可以利用两个不同的千伏值区分原本两个难以区分的组织。这

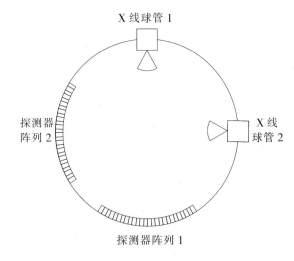

图1-33 这是一个双源CT扫描仪里的X线管和探测器的排列。它仍然采用标准的第三代的几何形状，仅需要旋转90°来采集单源扫描仪180°旋转所获得的数据。

已被许多病例证实，包括从增强的肿瘤中区分出血性肾囊肿，从颅脑对比增强中区分血液，以及去骨进行CTA和CT静脉造影（CTV）（图1-34）。

　　双能扫描并不仅仅局限于两套球管探测器组合的扫描仪中。它也可以专门设计在单源的扫描仪中，扫描时X线可以在两种不同的管电压之间迅速地切换。

　　由于当前的CT扫描仪可获得快速成像，一些新的成像技术已经成为常规，如心脏成像和全脑灌注，并且在不久的将来可能见到时间分辨CTA。这在某些情况下是有价值的，因为它在正常的CTA上能够看到静脉和动脉。因此，在大多数情况下，它们不能被用于诊断或随访颅脑或脊柱小动静脉的畸形。如果可以在不同的血管相（即动脉、毛细血管和静

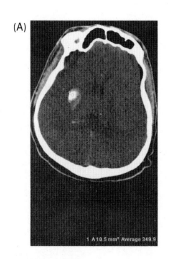
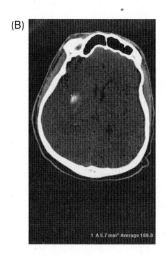

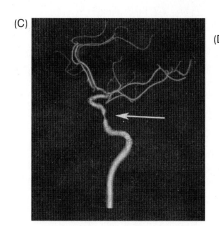
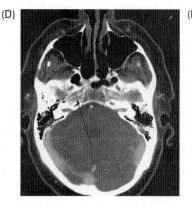
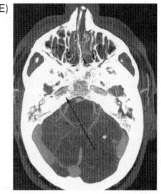

图1-34　这些轴位图像（A和B）是大脑中动脉闭塞动脉内溶栓后在双源双能CT扫描机上同时获得的。80千伏图像（A）显示右侧基底神经节有一高衰减物质，游标显示衰减值为349HU。相对应的140千伏（B）图像，在相同的位置显示衰减值仅为189HU。低千伏图像的的密度值为高千伏图像2倍，归因于光电效应，这是碘的特性。CT随访证实，这名患者出现的高衰减是由于对比剂浓聚的缘故。

　　（C）显示颈动脉表面重建在颅底成像时CTA去骨的好处。通过去除包绕颈内动脉的骨骼，采用双能量成像的特点，颈内动脉狭窄是相当明显的。它很可能被传统CTA忽略，因为在那个层面的源图像（D，箭头所示）和轴位最大密度投影（maximum intensity projection，MIP）（E）重建图像中被周围骨骼掩盖了。

脉）进行 CTA 扫描，就可能无创地发现动静脉分流。目前的局限性包括大多数扫描仪时间分辨力不足，以及重复扫描所产生的预期的辐射剂量，但在不久的将来这些都有可能被解决。

CT成像技术

正如本章所讲述的，用于 CT 成像的硬件和软件是复杂的，无论是单独来讲还是它们的整合组合分析。不同的制造商在扫描仪设计上的差异使得成像技术难以从一台扫描仪应用到另外一台扫描仪上。例如，如果在一个扫描仪上探测器阵列离球管的距离比另一个扫描仪远，那么，获得相同质量的图像需要更大的管电流。当然，除非它有更有效的探测器或在探测器阵列中有较薄的滤过板。而且我们还没有占用过滤装置调制 X 线束，这些可以在材料和形状上都不同。事实上，各制造商对探测器阵列、软件、X 线球管等进行选择，从而在总体上判断机组的运行特性。所以您在工作时不要总是沮丧，西门子单位不会提供类似 GE 扫描仪技术的图像或剂量。这也是本书中不推荐特定技术的理由。

使当前 CT 设计方案更为复杂的是，厂家常将它的扫描仪设定为自动调制，无需用户手动调节。厂家没有将一些控制单元交给用户，希望确保好的图像质量和患者安全。例如，你会发现，当你为减少患者的剂量而增加螺距时，扫描仪将自动增加毫安以抵消较大螺距所致图像噪声的增加。

采用自动曝光控制（automatic exposure control，AEC）时这一点非常重要，要牢记。在该模式下，扫描仪将调整剂量，以满足图像"噪声指数"或"参考毫安"，相当于图像的预设值。如果是这样的话，你会发现，"自动"辐射剂量，并不一定意味着"低"。在扫描某些肥胖患者或当 AEC 使用不当（如脑灌注）时，患者剂量可能达到惊人的高值。请记住，这是由制造商预先设定的 AEC 的参考值，这可能是理想的图像质量，但完全可以接受的成像通常需要降低这些参考值，从而为患者限制剂量。如果你是真正 X 线剂量的管理者，你必须意识到应根据扫描技术和患者体形调整扫描参数。

大多数新车上安装防锁制动系统和动态方位控制装置的目的是让你摆脱影响驾驶的干扰因素。但是，这些系统和装置通过接受你的转向和制动输入去指导车辆的这种做法，让你没有办法直接控制车辆。在法拉利车上（我也听说过），在方向盘上的开关允许驾驶员完全关闭这些驾驶辅助系统，让熟练的司机完全控制车辆，允许他们无拘无束地体验车辆的性能极限。大多数 CT 扫描仪没有这样的开关，因此用户要意识到制造商安装的软件可能修改用户输入信息，因此用户要养成习惯核对输入信息。而下面要讲的是第 2 章，有关 CT 剂量和剂量降低技术。

（王亚茹　赵紫艺　禹绍镖　郑晓松　王骏　刘小艳　李秀娟　陈大龙　译）

推荐阅读

Kalendar WA, Wolfgang S, Klotz E, Vock P. Spiral volumetric CT with single-breath-hold technique, continuous transport, and continuous scanner rotation. *Radiology.* 1990;176(1):181–183.

Gupta R, Cheung AC, Bartling SH, Lisauskas J, Grasruck M, et al. Flat-panel volume CT: Fundamental principles, technology, and applications. *Radiographics.* 2008;28:2009–2022.

Tan JSP, Tan KL, Lee JCL, Wan CM, Leong JL, Chan LL. Comparison of eye lens dose on neuroimaging protocols between 16- and 64-section multidetector CT: Achieving the lowest possible dose. *AJNR.*2009;30:373–377.

Mahesh M. The AAPM/RSNA physics tutorial for residents. Search for isotropic resolution in CT from conventional through multiple-row detector. *RadioGraphics*. 2002;22:949–962.

Karcaaltincaba M, Aktas A. Dual-energy CT revisited with multidetector CT: Review of principles and clinical applications. *Diagn Interv Radiol*. 2011;17:181–194.

Goldman LW. Principles of CT: Radiation dose and image quality. *J Nucl Med Tech*. 2007;35:4:213–225.

Bauhs JA, Vrieze TF, Primak AN, Bruesewitz MR, McCollough CH. CT dosimetry: Comparison of measurement techniques and devices. *RadioGraphics*. 2008;28:245–253.

Parry RA, Glaze SA, Archer BR. The AAPM/RSNA physics tutorial for residents. *RadioGraphics*. 1999;19:1289–1302.

Barrett JF, Keat N. Artifacts in CT: Recognition and avoidance. *RadioGraphics*. 2004;24:1679–1691.

Kilic K, Erbas G, Guryildirim M, Arac M, Llgit E, Coskun B. Lowering the dose in head CT using adaptive statistical iterative reconstruction. *AJNR*. 2011;32:1578–1582.

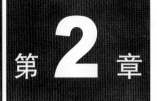

辐射安全与风险

Alexander C. Mamorian, Josef P. Debbins

患者剂量和低剂量成像技术

对于任何从事医学成像工作的人而言，熟悉辐射术语是必要的。那些对术语不熟悉的人会发现他们在阅读文献或与患者讨论 CT 扫描方案时没有有力的依据。但过多使用术语去描述辐射剂量实质上会更容易混淆，在笔者看来，仅用 2~3 个术语来描述剂量测量是获得可靠理解的首要条件。否则，大家最终会因使用了各种各样的单位，如：伦琴(Roentgen)、拉德(rad)、雷姆(rem)、戈瑞(Gray)、希沃特(Sievert)和它们各自的换算单位，而感到混乱。在本书中，辐射剂量术语仅限于最常用的测量方法。

慢慢大家会发现，记住一些稍难的数据也是很有帮助的。例如：背景辐射有效剂量(3mSv)，美国放射学学会(American College of Radiology,ACR)将腹部 CT 扫描和头颅 CT 扫描的 CT 剂量指数(CT dose index volume,CTDI$_{vol}$)分别限定在 25mGy 和 75mGy。当考虑到技术变更时，这些数据会为你提供参考点。以此为基础，当新的低剂量扫描技术提出时，你的理解度也随之加深。

CT 剂量测量的常用方法

CTDI$_{vol}$

长久以来，许多 CT 剂量的测量方法已被提出和使用，也就是 CT 剂量指数(CTDI)这个术语的不同形式。有些术语如 CTDI$_{FDA}$(FDA 剂量指数)、CTDI$_{100}$、CTDI$_{w}$(加权剂量指数)已不再常用。幸运的是,现在你只需熟悉 CTDI$_{vol}$ 一种测量方法就可以了，它已被运用于多数商业化的 CT 扫描仪和各种文献中。

为了跟上 CT 技术的进步,CTDI 的定义也随着时间不断变化着。CTDI$_{vol}$ 的测量是在一个体模中进行的，它合并了外周大剂量与中心小剂量,就像螺旋扫描中使用螺距一样。请记住，不管怎样,CT 扫描所用到的 CTDI$_{vol}$ 只是基于 X 线球管设置的计算值。尽管它能描述出扫描仪的特征,如线束滤过,当扫描结束时扫描仪输出报告,于特定的患者来说,并不是剂量转换的一种直接测量方法。事实上,它是 X 线球管输出的一种测量方法,而且是基于特定的扫描参数上的,包括毫安、千伏、螺距,就和剂量调制一样。如果可以意识到在某些情况下，CTDI$_{vol}$并不能准确地反映出实际剂量，将很有帮助，CT 脑灌注就是这样一个例子。

虽然 CTDI$_{vol}$绝不是一种精确的剂量测量，但是在日复一日的 CT 操作中非常有用。因为无论何时，CTDI$_{vol}$都能准确地反映扫描参数的改变对患者剂量的影响。即使来自于不同的厂商，CTDI$_{vol}$也可以让相同扫描的剂量对比呈现在不同的机器上。看过剂量报告后，现在可以核对每个检查患者是否符合 ACR 和自己部门的标准。例如，如果头颅 CT 扫描的 CTDI$_{vol}$是 90mGy，那意味着扫描方案有问题，必须立即解决。

吸收剂量

吸收剂量是衡量组织对电离辐射的特定吸收量。虽然吸收剂量并不考虑该组织的特性，也无法对辐射风险做出估计，但它与辐射的速发反应和确定性效应紧密关联。吸收剂量通常使用的单位是以物理学家路易斯·哈罗德·戈瑞（Louis Harold Gray）的名字所命名的 Gy 和 mGy。吸收剂量基于 X 线的能量、总能量、组织的性质和深度，所以很难确定它的准确值。虽然在皮肤表面测量剂量是最简单的，但测出的是该处吸收剂量的总和，所以 CT 得出的数值通常是估计值。

吸收剂量可以用来预测辐射是否会导致特定患者皮肤发红甚至脱发。所以必须确定一些基准值，要记住头颅 CT 的吸收剂量一般是 50mGy，当头皮处的剂量达到 3Gy 时就会引起暂时性的脱发。因此，假设存在累积效应，接受超过 50 次头颅 CT 扫描就会导致暂时性脱发。有报道过接受多次脑血管造影检查的患者再接受 CT 脑灌注扫描导致脱发的例子，进一步支持了诊断辐射的累积效应这一概念。

确定性效应

辐射损伤致死是最严重的速发性和确定性的反应，通常与核战争或反应堆事故有关。但是，也有极少数例外。例如，大约 5 年前，一名死于辐射病的前苏联国家安全委员会官员亚历山大·利特维年科（Alexander Litvinenko）遭人用 ^{210}钋下毒身亡。最初他的死因被忽视是因为钋的毒性与 α 粒子有关，而不是 γ 射线，如果不怀疑是这种毒剂，是很难检测到的。

在临床实践中，只有很少情况下会遇到确定性效应，因为在诊断性扫描中人体所吸收的剂量远远低于阈值效应。然而，在那些经过长时间的介入治疗或在一次住院期间做过多次高剂量的影像学检查的患者中，辐射所致的皮肤和头发的变化并不少见（图 2-1）。此外，对于那些接受 CT 检查的人来说认识到确定性效应的可能性和表现是非常重要的。例

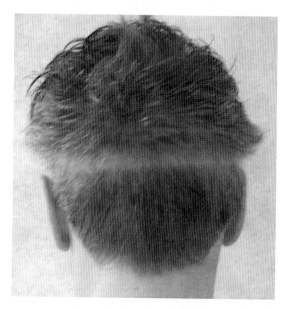

图 2-1　CT 脑灌注典型的带状脱发照片。在这个病例中，它是暂时的，而且是由多次高剂量成像检查的累积剂量所导致的继发性反应，而不是由单次灌注扫描所产生的辐射剂量所致。

如，据报道，一些患者在接受操作不当的 CT 扫描后脱发，最初被送至皮肤科就诊，因为该次 CT 扫描和他们的脱发症状之间的联系在最初不能被发现。

有效剂量

有效剂量的单位为 Sv 或 mSv，是以物理学家罗尔夫·希沃特（Rolf Sievert）的名字所命名的。与吸收剂量不同，它将组织对辐射的灵敏度考虑在内。例如，当头颅 CT 成像需要一个比较大的辐射剂量时，它的有效剂量只有 2mSv，比美国本底辐射的个体平均有效剂量（3mSv）还要小。那么之所以头颅 CT 的有效剂量很低，是因为颅脑对辐射相对不敏感。相比较而言，胸部 CT 的吸收剂量更低，但有效剂量却是头颅 CT 的 3~5 倍。这是因为胸部 CT 里所包含的器官，如乳房和食管，对辐射更加敏感，所以胸部 CT 具有较高的有效剂量。

随机效应

有效剂量用来预测辐射的后期或随机效应。除了用于这种情况外，在某些情况下，"随机性"这个词在医药方面并不常用。在这种情况下，它的意义通常是"随机确定的"，其来源于希腊词汇 skokhos（"考虑"），尽管有人会觉得 stokhazesthai（"猜测"）这个词更加贴切。尽管诊断性辐射的随机效应的幅度尚未明确，但普遍认为，诊断性辐射的后期不良反应可能会发生在接受辐射照射的很多年以后。至今仍不确定的是可能导致晚期效应的辐射照射的精确程度。关于采用 CT 做仿真结肠镜检查的一篇论文的作者这样写道："在美国，每年接受 CT 扫描的人数从 20 世纪 80 年代初的 300 万一直上升，到如今是 7000 万左右。与此同时，每年大约有 14 000 人死于由辐射导致的癌症。"最近，《柳叶刀》杂志上的一篇文章提出，15 岁之前仅接受 3 次头颅 CT 扫描就会使罹患脑癌的风险增加数倍。但是这些都仅仅是猜测而难以去证实，因为几乎不可能弄清楚在每年发生的这么多癌症中，哪些与辐射有关。

然而，有一点是毋庸置疑的，那就是长期暴露于高剂量辐射会导致晚期效应。那些因为早期的医学或科学研究而死于辐射的人的事迹，值得被每一个从事医学影像学的人所了解。最著名的例子大概就是居里夫人了。她在引入"放射学"这个术语上做出了巨大贡献，并发现了钋元素（以她的祖国波兰命名）和镭元素。她苦心工作，为了从沥青铀矿中分离出镭元素需要长期暴露于放射性矿中。她于 1934 年因患再生障碍性贫血而去世，这无疑是长期暴露于辐射的结果。

2011 年 12 月，美国医学物理学家协会（American Association of Physicists in Medicine，AAPM）提出，当在一次暴露下诊断检查的有效剂量为 50mSv 或者更少时，或者在短时间内接受 100mSv 的多次检查时，晚期效应可能是"不存在"的（他们的词）。同样必须牢记在心的是，医学辐射有它的目的，而且期望患者从检查中的获益要远大于所承受的辐射风险。因为低剂量辐射的实际风险目前还是未知数，小风险大收获是合理的，很难弄清楚单次 CT 检查需要注意多少。有一点共识就是辐射越少越好，而现在很多患者都接受了多次 CT 扫描。这些就是为什么医学影像学采用 CT 及其他 X 线设备做诊断检查时，必须尽量保证最小剂量的辐射。

无论何时，当考虑到医学成像的必须剂量时，都必须遵守合理使用低剂量（as low as reasonably achievable，ALARA）原则。

剂量长度乘积与有效剂量转换

剂量长度乘积（dose length product，DLP）

的单位是 mGy·cm。它的定义非常简单，它是 CTDI$_{vol}$ 与扫描长度的乘积，扫描长度为从头到足的长度，单位为 cm。当与更加复杂的蒙特-卡罗模拟法相比时，这种简单的计算已被证实可以算出相对精确的有效剂量。尽管听起来非常不可思议，这种方法在近似人体器官中运用数学算法和估计的辐射灵敏度来预测辐射值。已经证明，剂量长度乘积乘以身体某一部位的常数而得出的 mSv 有效剂量值与蒙特-卡罗模拟法得出的结果惊人的相似。

对于颅脑成像来说，转换因子常量是 0.002mSv/(mGy·cm)。因为头颅 CT 的 CTDI$_{vol}$ 平均值小于 70mGy，DLP 大约是 1000mGy·cm，头颅 CT 的有效剂量值是 2mSv 左右 [0.002mSv/(mGy·cm)×1000mGy·cm]。目前，如果我们使用完全相同的成像参数做颈部 CT 扫描，同时假设 DLP 为 1000mGy·cm，就能使用一个较大的常数[0.005mSv/(mGy·cm)]来估测有效剂量，因为颈部组织辐射的敏感度增加。胸部 CT 的转换因子更高，为 0.018mSv/(mGy·cm)，因为胸部组织对辐射效应更加敏感。

低剂量扫描技术

估算最佳剂量

影像诊断的最大挑战之一是确定 CT 成像的"最佳剂量"。这在一定程度上归因于这种评估的主观性，这种主观性基于经验和专业知识存在宽泛的个体差异。重要的是要随时记住，目的不是仅仅为了产生一张精美的 CT 图像，而应该是为了明确诊断而使用刚刚足够的射线来获得尽量清晰的影像。而且要记住当谈论"射线代价"时，是指患者付出的代价。这就是为什么 CT 操作者需要在患者

剂量和影像质量之间寻求平衡。虽然高剂量扫描可以获得高清的图像，使诊断也更加容易，但加大射线剂量时，一定要有正当的临床理由。

决定 CT 扫描最佳剂量时需要考虑的另一个问题是，CT 扫描剂量过大时我们根本无法觉察。早期 X 线影像与相机胶片中获得的相片没有区别。那些早期的底片准确地反映了可用光、胶片的敏感度和相机的设置之间的关系。例如，白天阳光下光圈设置太大，影像因为过度曝光而显得黑。同理，当产生一个高质量的 X 线影像时存在一个时间问题，得到一个正确曝光的 X 线胶片需要良好的判断以便恰当地调制 kV、mA 以及曝光时间。多年前，我的一个学生用 X 线照相机为我的孩子照了一张相，当我看到近乎黑了的照片时，我当时非常不悦。我们两个都清楚地认识到射线量用得太大。

正如许多最近失业的新闻报纸摄影师所知道的，应用数码相机摄影更容易出现误差，因为曝光设置和最终的影像之间的关系不是很密切。这在很大程度上是因为在现代相机中应用电子探测器取代了胶片。这些设施在很宽泛的光线条件下仅仅通过调整感受器的灵敏度就可提供可接受的影像。合理限制 X 线剂量，现代 CT 扫描仪功能如数字相机一样，在很宽泛的曝光范围内也能提供可接受的影像。

实际上，当 CT 扫描使用了太多的射线时，很少人抱怨影像，因为 CT 影像实际上看起来要更好一些——剂量越高，影像越好。因此，现代 CT 扫描仪需要使用者能够很好地理解剂量报告，因为单纯影像评估会产生误导。如果质量差的图像是由其他干扰因素，如移动所导致的，那么，即使由太少剂量产生的 CT 影像也能暂时被认为是足够的（图 2-2 和图 2-3）。

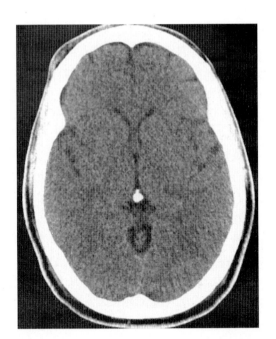

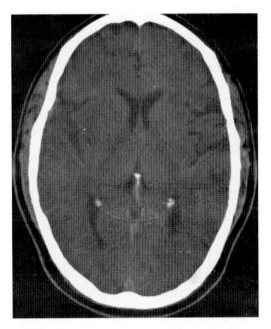

图 2-2 采用 $CTDI_{vol}$ 为 19mGy 进行扫描是错误的。这种扫描所使用的剂量是正常剂量的 1/3。如果不与另一患者的采用 $CTDI_{vol}$ 为 60mGy 的常规剂量扫描图像相比，图像质量的降低可能很难被发现（见图 2-3）。

图 2-3 用常规 $CTDI_{vol}$ 为 60mGy 扫描的图像。

降低 CT 剂量:适应证

多年前，有位作者表达了这样一个看法：缩小旅行时间的最有效方法就是待在家里。同样，减小患者射线剂量的最简单和最有力的方法就是完全不做 CT 扫描。必须明确患者是否从影像中获益，如果是,CT 是否为诊断的理想手段 [因为现在还有许多其他的光学成像，如磁共振（magnetic resonance,MR）和超声]。另一个立即减少剂量的策略可能更具操控性，就是严格限制所使用的高剂量技术，如多期 CT 扫描。例如，在大多数情形下，对头部或胸部的检查没有必要均采用平扫加增强扫描。就检查部位而言，双源、双能量 CT 扫描技术——"虚拟平扫"可能是减少剂量的选择。例如，当要获取对比增强颅脑 CTA 时，患者在CTA 前不进行头颅平扫，可大幅降低剂量。再

如，没有 CT 平扫，常规 CT 血管造影（CT angiography,CTA）很难确定是否存在蛛网膜下隙出血。但是，利用碘剂和血液在不同能量下的影像特征，从 CTA 数据中去除对比增强的结构可提供"虚拟平扫"（见第 6 章，误区 5）。

CT 扫描需要与否的关键点不在于取消所有检查，而是要仔细回想一下在过去的 15 年里，我们父母的身体健康有没有因为越来越多的 CT 扫描而得到提高。

轴位扫描与螺旋扫描

设计扫描方案的一个重要起始点就是决定用轴位扫描还是螺旋成像方式。一般来说，轴位成像要比螺旋扫描慢，图像重建也不如螺旋扫描，但同时，轴位扫描对剂量分布的控制更好且产生的伪影更少。当你考虑 CT 颅脑成像的这两种选择时，其他因素的影响可能不会立即显现出来。例如，使用螺旋模式意味着在某些扫描仪上不能倾斜机架。

但是对于胸部成像和 CTA 这些快速 CT 扫描来说，选择螺旋扫描会更好一些。对于剂量分布来说，在选择轴位扫描还是螺旋扫描时有两点需要考虑在内：多余射线和超范围照射。

多余射线和超范围照射

在所有的 CT 扫描仪上，从球管射出的 X 线束的形状被一块称之为"准直器"的金属板所改变。在从前的单层 CT 扫描仪上，扇形束的宽度小于或等于探测器的宽度（图 2-4），而且全部的 X 线剂量都以某种形式用于产生图像。如果忽略探测器的灵敏度差异，这将会提供一个很高的"剂量效率"。

这不同于多排探测器扫描仪，线束必须始终比探测器的宽度宽。因为 X 线束必须均匀覆盖到所有探测器上。X 线束是从阳极的一点发散出来的，总是落到了探测器阵列范围之外，这部分剂量没有对成像起作用，因此被浪费了。超出探测器的那一部分射线被称

为半暗带，这种效应被称为多余射线。认识到这些额外的剂量超出整个探测器阵列范围是重要的（图 2-5），在探测器阵列的每一边平均增加的辐射量相当于宽约 1.5mm 组织受到的辐射。这看起来虽小，但当采用较小探测器阵列扫描时，额外辐射会迅速增加，因为探测器需要旋转很多圈才能扫完胸部或腹部。当采用 32 排或以上的扫描仪时，多余射线可忽略不计，因为扫描相同的解剖部位只需旋转很少圈就能扫完。

随着探测器排数增多，另一来源的剂量增加变得更加显著，称为超范围照射（图 2-6）。由于螺旋扫描图像重建的本质是 X 线束的路径必须超出兴趣区外。因此，为了提供边缘层面插值所需的数据，这些额外的扫描是很有必要的。与多余射线的浪费不同，这些增加的剂量对于重建图像来说是必须的，但当考虑到患者的剂量时，很容易被忽视。这种超范围照射增加剂量的幅度随线束准直器、探测器排数和螺距大小的增加而增加。

在实际应用中，随着扫描长度的变长，超限总剂量的比例减少，但无论扫描长度怎么

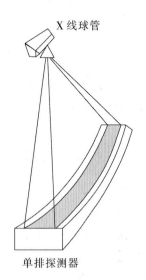

图 2-4　在单层扫描仪上，射线准直器的宽度通常小于或等于探测器的宽度。全部 X 线都能被探测器直接检测到，这样提高了剂量效率。

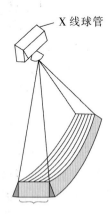

图 2-5　此图显示落在探测器阵列任意一侧的额外剂量。限制射线仅仅覆盖到探测器上是不可能的（如图 2-4 所示），这意味着外侧探测器接受到的剂量比邻近探测器小，而且这会降低图像重建质量。落在探测器范围外的那一部分射线被称为多余射线。

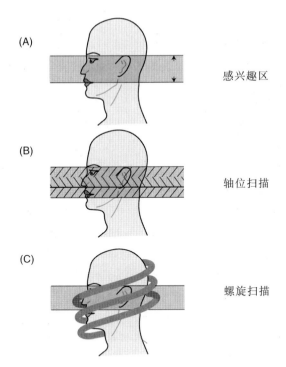

图 2-6　采用轴位扫描覆盖的解剖区域小(**A**),扫描开始于兴趣区的顶部,结束于底部(**B**)。如果选择螺旋模式,图像重建依赖于两个已知点之间的衰减估计,扫描必须开始于兴趣区的上方,结束于下方(**C**)。当采用宽探测器阵列和大螺距时,超范围照射会使总剂量显著提高。

变化,超范围照射最终都是相同的。这意味着超范围照射在像颞骨扫描这类靶向检查中显著增加总剂量,但它的作用在覆盖大解剖检查部位(如胸部、腹部、骨盆扫描)时是微不足道的。

当超范围照射的剂量非常大时,应该考虑采用轴位模式成像,以更好地限制剂量。然而,很难真正衡量超范围照射的影响,因为目前这一代的一些大探测器阵列扫描仪在扫描范围的两端使用复杂的准直来限制超范围照射的那一部分额外剂量。对那些宽探测器阵列的扫描仪而言,螺旋成像对于头部扫描不是必须的,因为它们可以进行轴位旋转以完全消除超范围照射。

螺距

螺距的选择通常是扫描速度、患者剂量和图像分辨力三者之间的权衡。作为起始点考虑采用螺距为 1 是有用的(图 2-7)。螺距为 1 意味着 X 线束所覆盖的路径没有间隙,而且没有组织重复扫描。加大螺距在 1 以上时意味着 X 线束覆盖范围会出现间隙,随之组织接受的辐射减少。虽然采用轴位扫描时成像是完全间隔的,但因为螺旋扫描这些间隙数据需要内插处理,所以估计值不精确。原则上讲,在保证图像质量的前提下,这种方法可以减少剂量,而且增大螺距覆盖解剖范围的速度更快。对于分辨力要求低于颅脑 CTA 且需要快速覆盖大解剖部位时,如胸部 CTA,这是一个不错的选择。

除心脏成像外,小于 1 的螺距并不常用,但对于颞骨扫描这类需要呈现精细解剖的检查来说可能有所帮助。采用小的螺距,X 线路径覆盖的体部其实是有重叠的。这导致了某些部位的剂量会增加,但过度采样能更准确

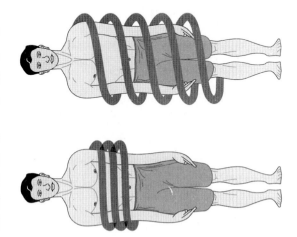

图 2-7　该图显示了,与小螺距(下图)相比,采用大螺距(上图)X 线束间的间隙加宽。它也解释了为什么在相同的时间内采用较大螺距可以有更多的解剖部位被覆盖。

地测量衰减值,噪声也会减小。在覆盖相同的解剖结构时,小螺距需要更多的时间。

球管旋转时间

旋转时间和毫安是相互依存的,有时候这个术语被称为毫安秒(milliampere seconds, mAs)。这是因为产生的 X 线量是由管电流的大小和球管运行的时间决定的。因为球管通常一直都处在运行状态,所以可以通过采用更低的管电流和提高机架的旋转速度,即旋转得更快来减少毫安秒。

然而在某些扫描仪中,减少球管旋转时间将导致扫描仪自动增加管电流,以补偿球管较短的运行时间。这个结果对毫安秒来说没有实质性的改变,导致剂量没有减少,也没影响图像质量。但是,这个更快的旋转速度对 CTA 来说是一个优势,因为它有可能增加颅脑动脉期图像对比的机会。但是对细微结构的成像,像颞骨检查或者常规颅脑成像,把扫描时间从 10s 减少到 5s 通常没有优势,通常更好的做法是使用更长的旋转时间,因为这样能在同等剂量情况下提供更好的信噪比(signal-to-noise ratio,SNR)。

管电压和管电流

可以选择很多因素降低剂量。这其中包括 X 线球管的管电压(kV)和管电流(mA)、球管的旋转时间、探测器端的准直器、球管端的准直器、螺距、重建层厚、重建核等。而对于患者总的剂量来说,最重要的两个因素是 X 线球管的管电流(mA)和管电压(kV)。

电压和安培数是电流的标准计量单位,这两个术语告诉了我们安德烈-玛丽·安培(Andre-Marie Ampere)和亚历山大·伏特(A-lessandro Volta)在我们理解电流上所做的贡献。如果你对于理解这些有困惑的话——很多人确实有这个困惑, 你可能会发现用水流代替电流更形象。例如,你可以认为电压等同于管子末端的水压,而安培表示从管子流出水的实际体积。

当我还是一个孩子的时候,我的祖父是这样向我解释的:一个大水箱有两个洞,水从洞里流出来。当水箱顶部只有一个大洞时,能流出很多的水,但是水压很低。这就等同于一个汽车电源的低电压和高电流。当水箱底部有一个小洞时,这个洞能让小体积的水流在巨大的压力下迅速流出。在电学方面,这个小体积的水流就像使用闪光照相机或手机时的高电压和低电流一样。静电,我们认为是无害的,有几千伏的电压,而电流却很低。

说到 X 线球管,增加管电流(mA),阳极将会产生更多的 X 线,但是这些射线的能量是根据球管的电位决定的,并且这些电位是用千伏(kV)来测定的。更高的千伏意味着会有更高的电压通过球管,这样导致阳极会产生平均能量更高的 X 线,并且组织渗透越多。改变峰电压,可改变球管产生的 X 线的能量以及它们的数量。

虽然我们经常以一个单独的 kV 值(例如 120kV)来讨论 CT 扫描,但是别忘了这个数值代表的是通过 X 线球管的峰电压而不是 X 线的平均能量。尽管 kV 值能反映 X 线的能量范围,但是 X 线束是由多重能量的 X 线组成的,因此是彩色的。线束中 X 线的实际能量可以用千电子伏特(keV)来描述。在 80kVp 时,表示线束中 X 线能量可以低至 20keV,但不会有高于 80keV 的 X 线。在这个彩色的 X 线束中,若以 kVp 来测量,X 线的平均能量大概是峰值的 1/3~1/2。

在 X 线源和患者之间采用特殊形状的金属滤过器能够充分地改变线束的能量范围。通常采用滤过器去除低能 X 线,因为这些射线只会增加剂量而不能提高图像的质量。采用滤过器的另外一个好处是,它通过缩小线束中 X 线的能量范围,以减少患者体内射线。滤过器还可以改变线束形状来更好地适应患者的体型,可减少边缘 X 线量,比起中间的 X 线,这些边缘 X 线通常更少穿透组织。

管电流与 X 线球管产生的 X 线的数量息息相关,只要满足诊断即可,不能多也不能少。剂量与 mA 呈线性关系,mA 减少一半剂量也会减少一半。但是降低一半的 mA,噪声将会增加 40%。管电流(mA)可用几种不同的方式表达,在改变扫描参数时会令人产生困惑。认识到这点非常重要,例如管电流可以用 mA、mAs,或有效 mAs 来表达。有效 mAs 包含了旋转时间、管电流,以及扫描螺距。有效 mAs(mAs$_{eff}$)可以简单地用螺距分割 mAs。例如,如果螺距从 1 减少到 0.5,mAs$_{eff}$ 将会加倍。

为什么需要知道这个?因为当你选择低于 1 的螺距来提高颞骨检查的质量,发现扫描仪自动减少管电流时,你不会感到奇怪。扫描软件可能被设置成能持续保持有效 mAs,你会发现扫描测量出来的 CTDI$_{vol}$ 既没有随螺距的改变而改变,扫描图像也没有看起来更好。这就是为什么无论何时改变扫描参数,都需要为扫描结果校正 mAs 和剂量值。

球管的电位或者 kVp 决定 X 线的能量和 X 线管阳极产生的 X 线的数量。对许多用户来讲,在几乎所有扫描中 120kVp 已经足够了,但是这种"一把尺子适合全部"的方法与传统 X 线成像有很大的不同,在传统 X 线成像中,kV 为了适合成像目的不停地调整。许多人认为 CT 成像应更多利用这种方法,因为理想的 kV 值是根据患者的大小、成像目的,以及是否使用 CT 对比技术来决定的,而这种对比技术对患者的辐射剂量有很大影响。

何时增加 kV

选择 kV 比选择 mA 对患者剂量的影响更大。这是因为患者辐射剂量与 mA 成正比,

而与 kV 的平方成正比。例如,从 120kV 增加到 140kV 会导致患者的剂量增加 30%。尽管对 CT 来说,使用低 kV 有时是可取的,但低能量 X 线更容易衰减,在某些情况下,事实上把 kV 增加到 120 以上是必须的(图 2-8 和图 2-9)。这对体型较大的患者或体内有植入金属的患者来说是很常用的。虽然对体型较大的患者成像时首先考虑增加 mAs 来满足要求是合理的,但在某些情况下超出球管限制是必须的。而且使用更多的低能射线来代替原本有着更好穿透性的高能射线似乎不太合理。当对有钛制动脉瘤夹的患者成像时就是一个很好的例子。这种情形下增加更多的低能 X 线对于减少伪影没有任何帮助,因为这与光子的衰减有关,最好的处理办法是使用穿透力强的 X 线。必须记住的是,不是所有情况下低 kV 可以使 X 线剂量降低。因为随着 kV 的减少噪声反而增加,用额外 X 线补偿增加的噪声导致患者剂量的增加。这种情况更有可能发生在体型较大的患者和 CT 平扫的患者。新的扫描软件依据扫描定位像同时调制 kV 与 mA,而不像 AEC 那样单单调整管电流,这应该有助于操作者使这两个因素最优化。

何时降低 kV

当儿童或者较瘦的成人进行体部成像时,足够的低 kV CT 成像应用较频繁。这是因为对上述患者来说,高 kV X 线穿透的质量可能不是必要的。尽管降低 kV 常伴随着图像噪声的增加和射线硬化伪影的产生,但在大多数情况下使用碘对比来补偿这些缺点能显著改进图像对比。你应该想到由于碘和低能 X 线之间的光电作用,碘在低 kV 的 CT 扫描中更加明显。因为 X 线束是多谱的,采用 80kV 产生 X 线束的能量将包含许多接近碘 k 缘的 X 线,大约为 30keV。当提供较低的总剂量时,

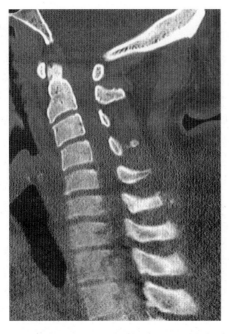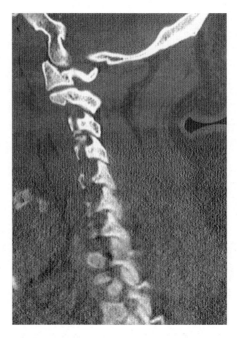

图 2-8 和图 2-9　颈部 CT 矢状位重组图像显示颈下到胸上部位的图像质量较差。这是因为患者宽大的肩膀，在这个层面上没有足够的 X 线达到探测器。尽管增加 mA 值可以考虑，但在这种情形下，为了提供合适的成像和球管 mA 值的限制，增加 kV 值可能是必要的。

增加 mA 能使因低 kV 而增加的噪声看上去少。尽管颅脑成像几乎都使用 120kV，但像颅脑灌注这种高剂量的检查，碘的这种属性能允许使用 80kV 成像（图 2-10 和图 2-11）。尽管实际操作中并不常用，但增加碘的这种属性，允许在某些情况采用低对比。这对肾功能差的患者来说具有优势。

探测器准直和层面重建

　　只要使用充足的剂量，采用窄的探测器准直来提高分辨力和减少伪影是更好的选择。因为当使用小于 1mm 的探测器准直时，每个探测器几乎没有收集到光子，与 2mm 的探测器准直相比，反映在图像上的信噪比将会更低。而噪声可以用层厚的平方根的倒数来估算。这意味着 10mm 层厚的噪声是 1mm 层厚噪声的 30%。

　　实际上，窄探测器准直的首要用途比预期的要好。这是因为来自每个薄探测器的数据能与邻近的 3 个或更多探测器的数据组合，以此来提供 5mm 的图像重建，这比起 0.625mm 层厚重建的图像的 SNR 要高。然而无论何时，为了诊断而采用很薄的层厚时，随着探测器准直的减小，需要增加 mAs 来维持图像的质量。

　　采用窄探测器和厚层重建能保持信噪比以及薄层直接重建相对于厚层图像更具优势，但比显示的层厚要小。例如，可以选择 2mm 重建、0.5mm 层间隔。这种方法唯一的缺点是用于储存和浏览的层数增加了。

　　你可能会疑惑："如果把几排探测器的数据组合，厚探测器准直的信噪比会更好，为什么要使用薄探测器准直呢？"首先，要记住如果用厚探测器准直来进行扫描，你无法回顾图像并进行薄层重建。窄探测器准直还有另

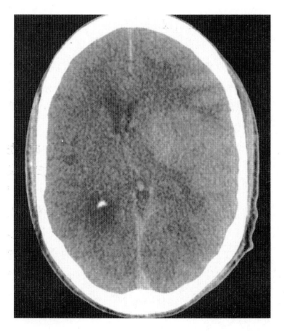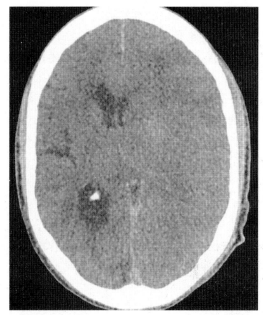

图 2-10 和图 2-11 这些相同层面的颅脑图像是在双能扫描仪上同时获得的。注意图 2-10(左侧),这是低 kV 图像,患者颅脑左半球的对比度比图 2-11(右侧)要明显的多,而图 2-11 是 kV 值为 140 的图像。这种对比度的显著提高解释了为什么低 kV CT 成像时应当用于腹部和骨盆扫描中, 因为信噪比的降低可能被对比度的提高所弥补,而且可以大幅减少患者剂量。

一个好处。它可以减少部分容积效应产生的伪影, 这个伪影可能在螺旋重建图像上造成结构边缘的模糊和容积均化。此外,它还能减少在颅脑 CT 颅后窝成像中的射线硬化伪影。

滤过与核

"滤过"与"核"这两个术语可以交换使用, 指扫描采集后源数据重建的方法。如果"滤过"指用来优化 X 线束的金属板,"核"指图像重建算法的选择,这样可能更好理解。

考虑到需要足够的剂量扫描, 图像噪声的出现将会影响结果判断,因此,核的选择在任何投影剂量降低中是有意义的。因此,尽管这种重建技术不常被用于降低剂量,但至少应该意识到这个参数是怎样影响你对图像质量的洞察力的。

自动曝光控制

当检查一个小的解剖部位如颞骨时,选择理想的扫描参数是一回事, 但是当我们对含有不同厚度、形状及组织器官的身体部位进行扫描时,如胸部和腹部,扫描参数的选择又是另一回事。由于这些部位的解剖在形状和厚度上有很大差异,就会产生一个问题,那就是在同一个扫描过程中,选择的 kV 和 mA 对其中一部分组织来说是理想的, 但对其他组织来说不是多就是少。例如, 在胸部检查时,管电流选择合适,而对于腹部成像就显得不足。甚至在胸部的单层扫描中,前后位方向(anterior to posterior, AP) 的合适剂量对两边肩部的穿透也是不够的。这已经成为一个常见的问题, 因为螺旋成像允许在一次单独扫描中覆盖较长的体部。

为了使扫描仪能更好地与不同解剖部位要求的管电流相匹配，大部分生产厂家在他们的扫描仪上提供了一些不同种类的自动曝光控制（automatic exposure control, AEC），这个降低剂量的工具是基于检查开始时调制一个或两个定位扫描图像的(图 2-12)。

自动曝光控制在扫描中通常只修改管电流(例如 mA)而不是 kV。这就是为什么它有时被称为管电流调制器。在扫描中通过修改剂量来和体部衰减相匹配，无论是从一层到另一层还是在相同层面内，剂量的减少都是有意义的，并且没有图像质量的降低。在扫描厚度或衰减差异明显的部位时，自动曝光控制在CT 成像中应当被考虑。某些扫描仪甚至在一次旋转中不停地调整这个系统，这种技术称为角度调整，比起前后位成像，它能在旋转时为穿透肩部的成像提供更多 X 线。使用这种软件工具能提供更低的总剂量，并且有着更好的质量，当然，要假定参考值设置正确。

要合理地使用 AEC，需要知道 4 件重要的事。第一，正如词语"自动"所说，用户要意识到，对于扫描参数和最终的患者剂量，他们会失去少许控制权。

第二，需要明白 AEC 不是自动地减少剂量。它所做的是在某些方面使管电流与解剖部位相匹配，比如噪声水平或等价 mAs。使用者选择合适的 mA 或噪声水平以提供可接受的图像，但必须使用最低的可能剂量。

第三，当给较瘦的患者或儿童成像时，先决定合适的管电压很重要。几乎所有扫描仪中的自动曝光控制只修改管电流。对于较瘦的患者或儿童，最先考虑的应是减少体部成像的 kV 值，因为 kV 值比起 AEC 对剂量的影响更大。修改 kV 时，要记住 AEC 的质量设置通常只对应一个 kV 的选择。例如，如果你选择降低管电压的同时使 AEC 运作，那么因低 kV 引起噪声增加，可能导致 AEC 使用比原本要高的 mA 值。

第四，要明白 AEC 是用来适应变化的解剖结构的。在一种情况下 AEC 可能导致过度的患者剂量，那就是 AEC 在持续成像中的使用，如 CT 颅脑灌注。有一家医院曾被报道过有 200 名患者在部分 CT 灌注检查中接受了不寻常的高辐射剂量，因为 AEC 在颅脑灌注的研究中一直是开着的。这个软件原本是为了减少剂量的，但它"自动地"提供了很高的剂量。由于图像质量相当好，因此这一点可能解释了为什么在很长一段时间内这个问题没有被察觉。

防护罩

由于诊断水平的 X 线剂量在表面组织中非常高，因此现在已经兴起在特别敏感的组织如乳房、甲状腺和眼睛上使用射线防护罩。这些防护罩通常是由金属铋制成的，与铅相比，它们的衰减特点令人满意(如 X 线衰减没有引起明显的金属伪影)。这些防护罩没有被广泛使用，是因为用于眼睛时增加了成本(眼睛的防护罩是一次性的)，而且用于身体其他部位时增加了检查时间，因为定位片扫描完

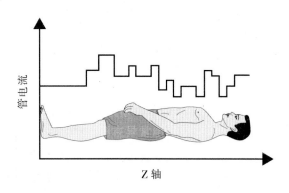

图 2-12　此图显示扫描仪是如何在检查开始时利用定位扫描图计算患者剂量曲线的。在扫描过程中此曲线采用自动调制管电流。此调制基于一些预先裁定的成像质量参考，如噪声，或预先选择的等价 mA。虽然被用来作为一个减少剂量的工具，但是如果预期的参照设置得过高，CT 剂量可能比不选用 AEC 更高。

成后需要穿戴防护罩。无论什么时候 AEC 与防护罩一起应用时，我们都应该记住这一点，因为大多数扫描仪上的扫描程序是被用来选择管电流的。如果防护罩在扫描程序前使用，即在扫描的一开始，这个软件将会指示 AEC 在防护罩水平增加管电流，这样防护作用就被抵消了。不考虑这些电流的限制，防护罩至少被认为是剂量降低步骤的一部分。

迭代重建

第一台 CT 扫描仪将采集到的数据用纯数学重建来产生图像。这对临床成像来说速度太慢，而且当时扫描仪常采用不同的反投影法。随着人们对 CT 患者剂量和计算机硬件成本控制的日益关心，供应商提供一些不同的数学重建方法，像迭代重建法。通过回顾源数据和在一些版本上考虑系统噪声，迭代重建能提高图像信噪比，并且能在相同剂量下提供更好的图像，或者在低剂量下提供同等质量的图像。

尽管迭代重建有助于剂量降低这一点毫无疑问，但它对诊断的影响仍不确定。用新的重建工具，预计将会出现新的伪影，而且改变图像对比将会改变其灵敏度。然而早期的报道指出，一旦迭代重建完全应用于临床扫描，体部 CT 成像的剂量至少降低 50%，而颅脑成像的剂量会减少 10%~20%。某些类型的纯数学重建方法或者反投影和迭代重建混合的方法很有可能将会成为 CT 重建的常规方法。

儿科 CT 成像

儿童被认为是最容易受到辐射随机效应伤害的群体，因为有两个原因会导致所发生的任何 DNA 损伤被放大：年龄较小和损伤发生在育龄前这一事实。这就是为什么在相同 DLP 条件下，儿童头颅扫描的有效剂量要高于成人。另一个要考虑的因素是，CT 正越来越频繁地被应用于非恶性疾病的诊断，如幼儿的阑尾炎和几乎所有的头部创伤。事实上，由于临床症状的误导，受到外伤后即进行 CT 成像在美国很多医院很常见。CT 扫描适应证的扩大以及 CT 的普及应用使 CT 检查激增，尽管同时期的 MR 检查也非常便利。因此，尽管对所有接受 CT 扫描的患者来说，降低剂量很重要，但降低剂量对儿童来说更为重要。

大多数儿科中心已经对这种现象作出回应，他们对减少剂量给予了高度关注。减少儿童患者剂量的一个常用方法是降低检查中的 kV 值，因为比起成人，对儿童没有必要用相同的 X 线穿透。使用低 kV 值对体部造影更有实质性的好处。因为剂量随 kV 值的平方而增加，把 kV 值从 120 降到 80，在相同 mA 下导致剂量减少 65%。尽管噪声增加了，但是由于低能 X 线和碘的光电作用而增加的图像对比性，能在一次 mA 的调整后提供可接受的图像质量。

在网上搜索条目"温和地成像"，可以找到一些有用的 CT 扫描推荐方案。尽管你可能希望找到一系列基于年龄和体型大小的方案，但是记住由于 X 线管、滤过器、探测器和扫描仪尺寸之间非常复杂的相互作用，不可能使彼此同时达到最佳。为了尝试使扫描仪的这些不同点相互适应，网站上都推荐使用成人技术中改变的百分比而不是绝对值。

迭代影像重建很可能将会提供实质性降低儿童体部和头颅 CT 成像剂量的机会，你应该意识到这个选择，并且当你的扫描仪满足条件时就考虑使用它。

（江奇琦　朱涵园　王骏　刘小艳　李秀娟　陈大龙　译）

推荐阅读

Nievelstein RAJ, van Dam IM, van der Molen AJ. Multidetector CT in children: Current concepts and dose reduction strategies. *Pediatr Radiol.* 2010;40:1324–1344.

Lee CH, Goo JM, Lee HF, Joon S, Park CM, Chun EF, Im JG. Radiation dose modulation techniques in the multidetector CT era: From basics to practice. *Radiographics.* 2008;28:1451–1459.

Golding SJ. Radiation exposure in CT: What is the professionally responsible approach? *Radiology.* 2010;255:683–686.

Kalra MK, Maher MM, Toth TL, Hambert LM, Blake MA, Shepard J, Saini S. Strategies of CT radiation dose optimization. *Radiology.* 2004;230:619–628.

Verdun FR, Bochud F, Gudinchet F, Aroua A, Schynder P, Meuli R. Radiation risk: What you should know to tell your patient. *RadioGraphics.* 2008;28:1807–1816.

Schilham A, Molen A, Prokop M, Jong HW. Overranging at multisection CT: An underestimated source of excess radiation exposure. *RadioGraphics.* 2010;30:1057–1067.

Tamm EP, Rong JX, Cody DD, Ernst RD, Fitzgerald NE, Kundra V. Quality initiatives. CT radiation dose reduction: How to implement change without sacrificing diagnostic quality. *RadioGraphics.* 2011;31:1823–1832.

Huda W, Ogden KM, Khorasani MR. Converting dose-length product to effective dose at CT. *Radiology.* 2008;248:3.

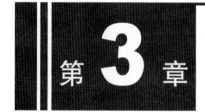

第 **3** 章　心脏CT成像技术

Supratik Moulik，Harold Litt

时间分辨力:心脏成像的关键

　　心脏成像的基本原则是在心动周期静息部分获得扫描数据(图 3-1)。这不是一件简单的事,因为心脏在不停地、有节奏地搏动着。解决的方法是确定心动周期中一个相对静止的时间段(例如,心脏舒张末期),并在 120~170ms 的短时间窗内获得图像。也可以使用回顾性门控去分析螺旋 CT 扫描心动周期中多个时间点的心脏图像,但这个部分数据被时间分辨力所限制。

　　时间分辨力是理解心脏静息成像的重要概念,在心脏 CT 的术语中,时间分辨力是指利用探测器阵列获取的有价值的信息去重建图像所需的最短时间(图 3-2)。当然,这个时

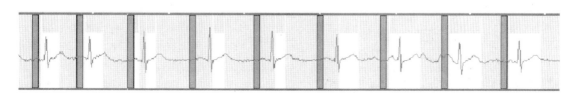

图 3-1　正常心动周期。

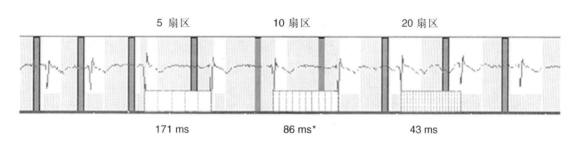

图 3-2　时间分辨力决定信息在给定的心动周期中能否被很好地区分开来,例如,当时间分辨力很高的时候,能产生 20 个扇区,低分辨力的时候只能产生 5 个扇区。

41

间因扫描仪的设计或性能而不同，但是机架旋转时间是需要考虑的最重要的因素。假如需要提供最好的时间分辨力，机架旋转时间需要尽可能短。但是机架能旋转多快受到物理限制，因为高速旋转时由于X线球管、过滤器、准直器以及探测器装置(包括隔板和探测器)的重量会产生巨大的离心力(图3-3)。

离心力的大小能通过机架旋转角速度(ω)、机架轨道的半径和所有的旋转硬件的质量计算出来。假如洗衣机洗很重的毯子时，在旋转周期由于旋转不平衡而停止，直觉可知旋转的物体越重或旋转速度越快，力量就越大。多排探测器扫描仪需要很重的X线球管连续成像，而且扫描直径需要足够的大以适应患者，所以机架旋转时间被限制，因为力量随角速度的平方而增加。虽然平板探测器已经比现在的多排探测器轻了很多，但是需要平衡X线球管的重量，否定了任何平板探测器的潜在重量优势（记住洗衣机的例子）。各代扫描仪球管旋转速度和时间分辨力见表3-1。

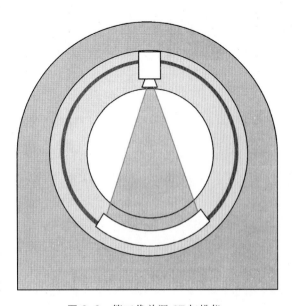

图3-3　第三代单源CT扫描仪。

表 3-1　各代 CT 扫描仪的机架旋转速度

	机架旋转时间
第一代	5min
第二代和第三代(窄和宽扇束)	2s
电子束	100ms
扇形束多排探测器CT	0.3~1s 多排探测器CT
锥形束多排探测器CT	270~500ms
双源CT	285~332ms

怎样才能使时间分辨力比机架旋转时间短

尽管有机架旋转速度的物理限制，使用先进的重建技术能进一步提高时间分辨力。用得最广泛的两种方法就是部分扫描获取和多扇区重建。虽然在时间分辨力上这两种方法都有明显的改善，但是每一种技术都有优点和缺点(图3-4)。

多扇区采集

多扇区采集意味着重建图像所需要的数据在多个心动周期中被分次接收。对于几乎所有的多排探测器扫描仪来说，需要0.5s或者多于1s的时间来完成机架旋转。但是因为静息心脏成像的最佳时间窗——舒张末期成像——大约只有150ms，这意味着，机架旋转1圈，将从心动周期的多个相位中观察心脏。但是，通过采用1/3的旋转数据，并在后续的两个心动周期收集所需的静息数据，而且在机架旋转与心率分离时(相位补偿)，时间分辨力能比机架旋转时间短。例如，机架速度是每秒转1圈，心率是每分钟60次，那么每次机架旋转会导致识别的数据组不足以重建。当然，一个完整的旋转对重建是必需的，虽然能通过多次旋转进行拼凑，但360°旋转的每一部分一定是发生在心动周期的确切的时间窗内。可以这样想：旋转木马每分钟转一圈，你想在每分钟内

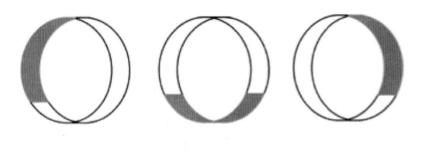

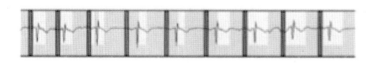

图 3-4　该图显示 CT 重建所需的全部 360°数据组，该数据是在超过三个连续的心动周期的第三部分获得的。

看到旋转木马上的每一个人，而且只允许你每隔 10s 看一次，那么你只有改变观察间隔。如果你在一分钟里的固定时间点观察，你每次都会看到同一个人。

　　这个问题常通过扫描仪改变螺距来解决，即螺距根据心率不断地调整。多重心动周期中图像数据接收的整个过程被称为多扇区采集。理想情况下，当机架旋转和心率完全分离，而且投影数据不会重叠时，时间分辨力的改善可描述为：机架采集数据的转数除以机架旋转的时间。例如，假如采用 4 转采集数据，机架旋转时间是 1s，那么时间分辨力只有 125ms。然而，有瑕疵的分离和其他实际因素会降低时间分辨力的提高。当采用多扇区采集时，患者的辐射剂量也会增加。理想情况下是使用多扇区采集时，必须识别从一个心动周期到下一个心动周期时心脏的搏动和位置。这暗示着屏气的一致性，而且心率或者心脏收缩没有明显差异。实际上，大多数患者的心率有一定的差异，而且有时候屏气也不完全，相对于其他技术，限制了多扇区采集的应用。

部分扫描

　　当采用窄射线束(图 3-5)扫描仪获取投影数据时，如果不考虑分叉射线束导致的差异，从水平位置的球管采集数据类似源和探测器反向采集的数据。这个观察能用 180°数据重建图像来减少扫描时间，相当于通常 360°数据重建的图像，通过这种方式，CT 扫描时间分辨力大约能提高一半，而不需要改变机架旋转速度。

双源 CT

　　多源扫描仪的引进，使得心脏 CT 的扫描时间分辨力有了进一步改善的可能。心脏 CT 扫描最大的变化是把两套 X 线源和探测器组置于彼此垂直的位置(图 3-6)。实际上商用设备的机架旋转速度大约是 1/3s，就这样设计的旋转硬件的质量而言，这一速度是相当惊人的。假如来自两套球管探测器组的扫描数据结合在一起产生一幅图像，那么机架只需要旋转 90°就能包含足够的数据去重建相同的图像。采用部分扫描技术的扫描仪，只有 1/4 的机架旋转需要使用双源扫描仪。使用采集技术和扫描仪硬件的结合，时间分辨力是 83ms。当使用多扇区采集和部分扫描技术时，能得到比电子束 CT 更好的时间分辨力，而且还能提供在正常心率范围内 (60~100 次/分) 的静止图像。

同步心电图

　　CT 静息心脏成像是必要的，这样，患者的

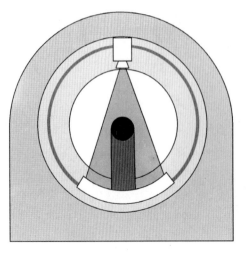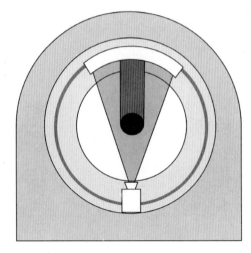

图 3-5　使用半扫描技术的理由，用来衡量投影应该统一使用 0°或 180°的射线。

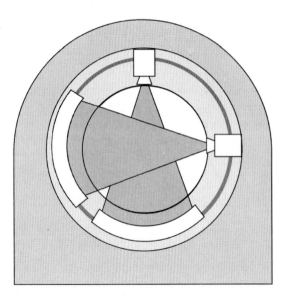

图 3-6　双源 CT 扫描仪内部结构，显示两套球管在机架内相互交叉成 90°，一个在顶部，另一个在右边。相应的探测器在各自球管的对侧。

心电图(electrocardiogram, ECG)和 CT 扫描数据可以同步获取。两个广泛使用的用来联系这两组数据的技术叫作前瞻性触发和回顾性门控。

　　重要的是，要考虑应在心动周期的哪个时相采集图像，因为心率无节律地增加缩短了舒张充盈期，然而收缩期仍在整个心率范围内保持相对不变。低心率(<60 次/分)时，舒张末期代表相对静止的心动周期中最长的部分。然而，当心率增加到 80 次/分或 80 次/分以上时，舒张期太短导致收缩末期和舒张末期获得扫描的图像大致相同。

　　前瞻性触发是一个与患者心电图同步的连续轴位采集方式(步进-点射)。在这个技术中，图像采集由心电图触发，所以能在心动周期的某个精确时间点上发生。因为舒张期末是心动周期中最长时间的静息部位，触发活动应在这个时间窗内发生。为了在之后的心动周期中使预测刚好发生，扫描软件监控患者之前 3~7 个心动周期的心率用以确定平均心率和变化。一旦图像开始采集，扫描仪进行一次机架旋转，采集半圈多的影像投射数据。在单次机架旋转中，扫描仪可同时采集足够的投影数据去重建与探测器宽度和排数相对应的多轴位层面。一旦采集完成，检查床移动一个探测器阵列的宽度(2.8~4.0cm，取决于探测器阵列的尺寸和组合)，刚好是进行下一次心动周期的时间(大约 1s)。通过这种方法扫描采集一直要进动到心脏被覆盖，在大多数现在的 64 层扫描仪中只需要 4~5 步。

　　相反，回顾性门控是一种螺旋扫描技术。

在这种方法里，部分重叠小螺距扫描采集超过扫描范围，并同时记录患者的心电图。最终的数据组包括心动周期多相位的心脏各部分的成像数据。在重建中，数据的分区能更正相位选择中的错误，也能产生用于心功能评估的多时相(4D)数据组。与前瞻性触发相比，回顾性门控更能适应同步心电图中的心率变化和误差，但是其大数据组是以患者更高的辐射剂量为代价的(约为没有管电流调制的 4 倍)。

最佳 CT 剂量方法

CT 扫描信噪比 (signal-to-noise ratio, SNR) 是 CT 扫描仪、采集、患者体型和一致性，以及图像重建相关因素的综合性能。在程序运行时调整一些重要的成像参数，以提供适当的影像质量，同时辐射剂量也可接受。对于 CT 成像 2 个最重要的因素是管电压(kV)和管电流(mA)。管电压决定入射射线束的光谱分布(质)，而管电流决定实际产生的光子数量(量)(图 3-7)。

入射光子束的质，或者说频谱分布是通过调整扫描仪管电压(kV)控制的。虽然 X 线频谱和能量峰值主要是由管电压决定的，但是 X 线频谱中还有与靶材料 (以钨和钼为代表)有关的额外峰。这些能量谱的组成代表不同的内外壳层电子转变，也与高能入射电子使内层电子跃迁有关。控制 kV 值增加使入射电子束能量增加，使频谱范围朝更高能量转变，导致射线穿透力增加。通过增加管电流(mA)增加 X 线束的强度，但是由 kV 值和靶材料决定的强度频谱分布仍不改变。

管电流和管电压的改变对射线剂量上的影响也很重要。辐射剂量随管电流呈线性改变，因为它改变光子量而不对强度分布有影响。辐射剂量随管电压(kV)的平方而改变，因此即使很小的管电压变化，也能导致辐射剂量的显著变化。在实验中，当把滤线器和其他技术因素考虑在内时，管电压从 120kV 降到 100kV 可使辐射剂量减少约 50%，然而从 140kV 减少到 80kV，辐射剂量减少 78%。CT 扫描的电压的正常范围是 80~140kV，体型大的患者成像时使用该范围的较大值，而瘦弱患者使用较小值有助于降低剂量。一次心脏 CT 的 kV 值默认为 120kV，通常能在体重为 100kg 以上的患者中产生高质量图像，然而在保证图像质量的前提下，经常能将 kV 值减少到 100kV 或 80kV。

为了适当地调整 kV 值，要把需扫描组织的密度范围考虑在内。假如患者的体型大，有

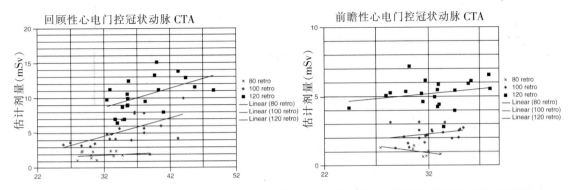

图 3-7　这 2 幅图显示了采用自动曝光控制进行回顾性研究时，在不同 kV 设置下，前瞻性触发和回顾性心电门控心脏 CT 扫描的辐射剂量。平面图的横坐标是 E_{topo}，是基于患者体型和从断层图像中提取出来的密度；纵坐标是剂量(mSv)。当使用回顾性门控时，剂量较高。在任何 CT 扫描中，管电压都是需要谨慎选择的参数，尤其在心脏扫描中，因为它不仅明显影响图像质量，也明显影响全身辐射剂量。

丰富的皮下组织，或者有很强健的肌肉，这时需要增加 X 线束的量（mA）或者质（kV）（图 3-8）。

当体型大的患者成像时，双源 CT 扫描仪的任一独立 X 线球管输出可能不足以产生所需的 SNR。在这种情况下，这两个扫描球管能同时使用以增加扫描仪的有效输出，这样使双源 CT 扫描仪像单源扫描仪一样具有高 X 线管输出。然而球管同时使用的结果是扫描仪时间分辨力与单源扫描仪接近。

自动管电流调制也被认为是自动曝光控制（automatic exposure control，AEC），是过去十年中在很多 CT 扫描仪中实现的一种技术，能帮助定位组织的辐射剂量以及扫描野中不均匀的密度分布。在非心脏 CT 中，管电流调制的需求通过胸部 CT 得到最好的诠释，此时患者手臂放于身边（图 3-9）。当置于前后方向时，X 线束仅被少量的胸壁软组织和胸廓内的结构衰减。与之相反，当从侧面照射时，射线需要穿透更多的软组织以及骨和胸廓内组织。如果没有自动曝光控制，对不同层厚和衰减的组织进行头尾向的扫描时，由于剂量不足，要么需要更大的 X 线剂量，要么部分获得的图像质量差。由于可以通过提高或降低管电流以匹配组织衰减量，所以可以调节最佳剂量解决成像问题。

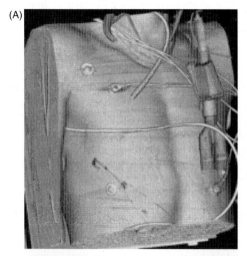

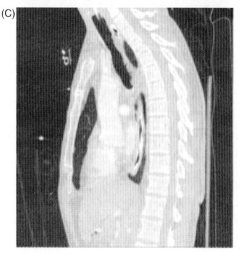

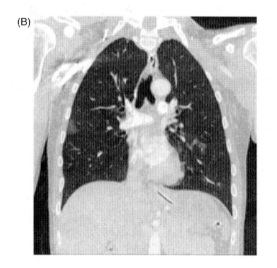

图 3-8　胸部 CT 扫描容积再现图像（A）显示，患者的右臂置于身体旁，增加了患者冠状面显示的厚度。扫描所得重组冠状面图像（B）与矢状面图像（C）显示胸部厚度的不同。

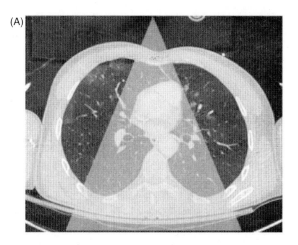
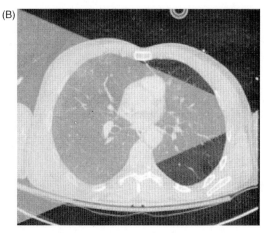

图 3-9　受伤患者手臂置于身体两侧进行胸部 CT 轴位成像。左边图像(A)显示 AP 方向锥形束路径。尽管胸壁厚度的实际变化较小，但右边图像(B)显示因患者手臂导致胸壁厚度明显增加。

为了解决患者组织厚度导致的衰减变化，管电流可以在运行中进行调整。一种方法是在扫描一周或半周时测量射线能量的衰减系数，并利用这些信息在下次机架旋转之前预期对管电流进行调整。这种方法用在西门子 CareDose 仪器中。另一种方法是，可以通过正面与侧面的 topo 像预测患者的衰减曲线，用来决定在扫描开始时如何调整管电流。这种方法在 GE 的 SmartScan 和 Auto mA 中有所应用。在所有不同的自动曝光控制中，操作者需设置图像质量的参考值，以便软件可以提供需要的管电流。可以设置一个特定的平均噪声值，如果患者体型适中，也可以设置一个参考管电流来保证成像质量。

当螺距接近 1 时，头尾方向和前后位扫描的管电流调制对于非心脏扫描是足够的。然而，心脏研究通常采用非常小的螺距（约 0.3），因此，对基于心电图的瞬时管电流调制以及空间方向的调制有更多要求（图 3-10）。为了使剂量降至最佳，重要的是要意识到，尽管多时相成像数据对于功能评价是有用的，但高信噪比不需要贯穿整个心动周期。基于

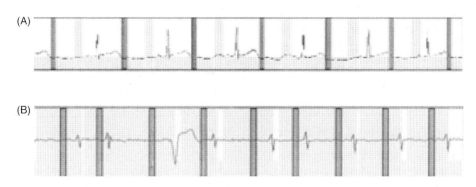

图 3-10　两名进行回顾性心电门控冠状动脉 CTA 患者的心电图，用于评价胸部疼痛。第一位患者(A)心率慢而规则，扫描时仅使用短暂的全管电流，而余下的心动周期则可以降低管电流。由此导致全管电流的带宽较窄，可以在远离峰值的相位上，在价值较低的心电图上显示出来。第二位患者(B)患有心房颤动以及室性早搏，整个扫描需要全部射线剂量，因为心律不齐使得扫描仪软件不能可靠地预测心动周期。

心电图的管电流调制可以使扫描仪在心动周期的不同时相调整射线剂量。在心脏周期静息相之外，可以将回顾性心电门控的预期管电流降低 4%~20% 作为前瞻性心电触发值。心动周期中用低管电流所得图像数据初步用于评价心功能。为了补偿管电流调制图像的低信噪比，采用 256×256 矩阵比采用 512×512 矩阵重建图像要好，且增加层厚为 1.5mm 以替代通常的 0.6mm。以上的改变将会降低图像平面内分辨力，但提高了信噪比，因此为功能和一些结构评估提供了足够的图像质量。例如，冠状动脉的直径通常为 2~4mm，但末梢冠状动脉和一级分支的直径通常小于 1~2mm。在不用自动控制系统时，适当选择舒张末期以及适当选择参考 mA，图像质量足够评估直径<1mm 的血管。当采用自动控制系统时，如果降低管电流，图像足以评价直径为 2mm 以下的血管，但亚毫米级的分支不能较好地成像。

管电流调制的幅度与心动周期相匹配，依赖于心跳的节律与速度。类似于前瞻性触发采集的方法，扫描软件监控心电图以确定平均心率及变化率，以便预测下一次舒张末期的时间。只有在舒张末期才允许采用全部管电流。对于心率慢而规律的患者，舒张末期相对容易获得理想的图像。与整个心动周期相比，在舒张末期采集图像的窗口非常窄（例如，心率为 60 次/分时，对于 1 个 1000ms 的心动周期，舒张末期仅为 150ms，占 15%）。当心率更快时，尽管实际的时间窗变窄，但心动周期的百分比增加（例如对于 600ms 的心动周期中，舒张末期为 125ms，占 21%）。因此，管电流调制所提供的剂量减少依赖于绝对心率及其变化率。

对一个正常窦性心律且变化率低的患者，为了合理运用管电流，管电流调制软件可以准确地预测下一个心动周期。当心率变化时，为了确保舒张末期包括在内而必须使用全部管电流的时间窗需要随心率相应加大。

在极端的情况下，对于一个心房颤动的患者，必须持续应用全部管电流，因而抵消了采用球管调制产生的任何剂量的降低。

到目前为止，滤波反投影（filtered back-projection, FBP）算法早已应用于 CT 图像重建。在最早的 CT 系统中，纯数学算法用于重建，但因为其明显缺少计算强度，这种方法不久被 FBP 取代。计算机硬件的改善以及成本降低使得数学重建成为可能，这种方法称作迭代重建（iterative reconstruction, IR），该方法没有明显减少工作流。正如名字所表明的，迭代重建是一种算法回归，由一幅未加工的图像开始，然后改善图像的投射。这些计算机投影与实际扫描数据比较，并依据预期的规则校正。这个过程可重复，直到错误（计算机投影与评估投影不同）低于预定水平，或时间限制消失。当比较 FBP（图 3-11）与 IR 的图像质量时，IR 使用较少的剂量就可以获得可比的图像质量。

一种叫作预期触发式大螺距螺旋扫描的技术是在一些双源扫描仪上采用的新方法。采用单源扫描，投影数据没有间隔时，可采用最大螺距大约 1.5。双源扫描一个有趣的特性是通过改变螺距，调整被 X 线束跟踪的螺旋路径，以至于一组源探测器产生的数据间隙被另一组源探测器的数据所填充。应用这项技术，大约 3.4 的螺距成为可能，而且比经典回顾性门控心脏 CT 高 10~15 倍（图 3-12）。尽管在扫描前后有 300ms 的相位差，但通过快速采集，可在一个心动周期使整个心脏成像。因为剂量与螺旋扫描的螺距正好成反比，所以应用这项技术及双源扫描仪，可在非常低的辐射剂量下，使大约 75ms 的时间分辨力成为可能。

心脏成像的非同步组织

冠状血管近心端直径为 2~4mm，远心端直径<1mm。这些小血管的成像可能被血管内

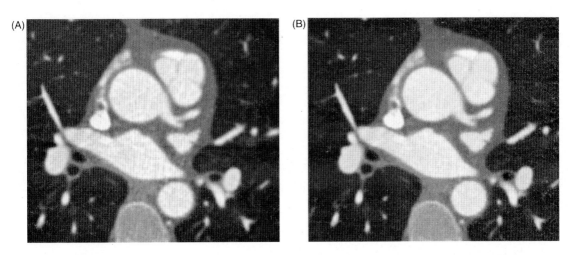

图 3-11　采用滤波反投影(A)和迭代重建(B)，获得相同冠状动脉 CT 重建图像，迭代重建图像的噪声降低。

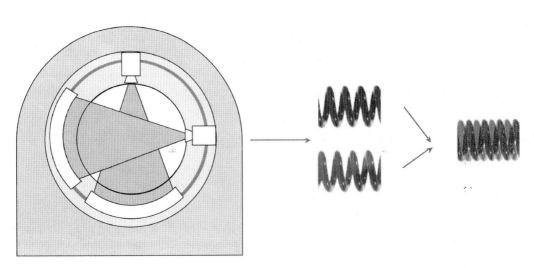

图 3-12　采用螺距大于 1 的双源 CT 扫描仪，并非是源探测器组可单独提供无间隔的投影数据。确定螺距(3.4)后，在两条投影数据的螺旋轨迹间补偿相位，当用户适当地组合后，无间隔投影数据就产生了(最右边的图)。

及其周围的高密度结构产生的伪影所限制。血管钙化和冠状动脉支架是心脏 CT 血管造影(CT angiography，CTA)研究中最常见的伪影(图 3-13)。冠状动脉钙化(例如，钙化评分)的定量分析是对冠心病患者危险分级的确定方法。然而，冠状动脉钙化的存在将会降低冠状动脉 CT 图像质量，归因于射线硬化与大量伪影。

CT 扫描中出现晕状伪影，使小的、高密度物体显得比其实际尺寸更大。在冠状动脉 CTA 的研究中，靠近小的钙化斑块，冠状动脉狭窄程度会被高估。造成大量伪影出现的因素包括限定扫描仪分辨力、部分容积效应、运动伪影以及射线硬化的程度。现代 CT 扫描仪平面内分辨力为 0.3mm，Z 轴分辨力为 0.5~0.625mm，如果一个足够小的钙化斑块在一个

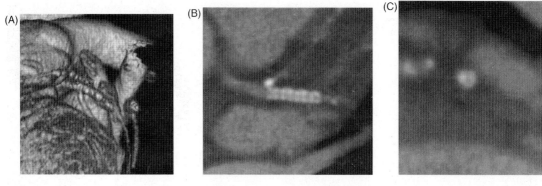

图 3-13 冠状动脉 CTA 多幅冠状动脉回旋支近心端的支架的图像，包括容积再现(A)，多平面重组平行方向图像(B)以及垂直方向上的图像(C)。基于这些图像，很难判定支架畅通。

体素的中心位置，斑块看起来填充了整个体素但密度值较低。如果钙化斑块位于两个毗邻的体素，而且足够密实，将增加 2 个体素的衰减值，高于钙化的临界值，显示出 2 个体素的尺寸大小。需要考虑的因素有，斑块的密度以及与扫描使用的分辨力和体素尺寸有关的实际尺寸。部分容积效应仅发生在斑块边缘，它对于一个密实而大的物体来讲将被忽略。

对于任何冠状血管的评估，采用扫描数据去重建图像必须在心动周期一个狭窄的时间窗中获得。如果右冠状动脉在 75%R-R 间期成像，而不是在心动周期 55% 被成像，由于解剖不重合，将会降低重建图像的质量。当这种不重合发生在冠状动脉钙化的部分，那么钙化将变得模糊，因此会变得更大。钙化运动的有关作用依赖于心动周期的一致性，可使其显示得更大或更模糊。正如上面所讨论的，当心率增加超过了生理范围时，静息心脏成像的最佳相位在舒张末期向收缩末期转换。像这类伪影与心率增加时选择的时相错误有关。另一个影响心脏运动晕状伪影程度的因素是扫描探测器。探测器准直越小，运动在钙化斑块显示区域的作用越大。

确保缓慢而规律的心率可以减少晕状伪影。扫描前可以使用 β-受体阻断剂，这也是对优化总体扫描质量最重要的步骤之一。应用尽可能小的焦点尺寸可帮助减少部分容积效应伪影。在后处理相位中，应用锐利重建核也可帮助减小晕状伪影(图 3-14)，以提供更高的空间分辨力图像，但这是以图像噪声增加为代价的。

冠状动脉支架所用的金属是心脏 CTA 研究中高密度伪影的另一个来源，可能使扫描图像的诊断质量受损。尽管支架畅通也是冠状动脉 CTA 中一个应当考虑的重要因素，但支架金属会使入射 X 线束衰减，使等级发生变异，导致投影数据缺失，这种现象称作光子不足。这些投影数据的缺失可以用标准滤波反投影算法重建时模拟斑块。由金属伪影所致支架狭窄的假像程度基本依赖于支架中使用的物质以及腔内完全遮挡的范围。总之，钽制的支架产生的伪影最多，而镍和钛支架产生的伪影最少，不锈钢支架位于两者之间。

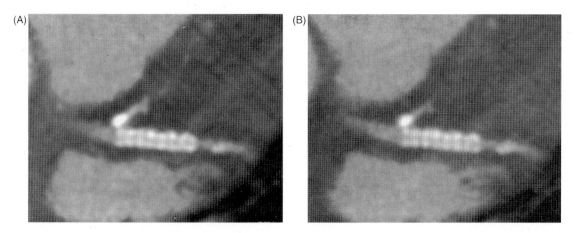

图 3-14　应用标准重建核的多平面图像(**A**)，显示标记伪影最大限度遮盖了支架腔。(**B**)锐利核的使用减少了晕状伪影。

（刘芹　林竹潇　王骏　刘小艳　李秀娟　陈大龙　译）

推荐阅读

Achenbach S, Giesler T, Ropers D, et al. Detection of coronary artery stenoses by contrast-enhanced, retrospectively electrocardiographically-gated, multislice spiral computed tomography. *Circulation* 2001;103:2535–2538.

Desjardins, B et al. ECG-Gated Cardiac CT. *American Journal of Radiology* 2004;182:993–1010.

Cody D. Technologic advances in multidetector CT with a focus on cardiac imaging. *RadioGraphics* 2007:1829–1837.

Flohr, T G. Multi-detector row ct systems and image-reconstruction techniques. *Radiology* 2005; 235:756–773.

Jakobs TF, Becker CR, Ohnesorge B, et al. Multi-slice helical CT of the heart with retrospective ECG gating: reduction of radiation exposure by ECG-controlled tube current modulation. *European Radiology*. 2002;12:1081–1086.

Kroft, L et al. Artifacts in ECG-synchronized MDCT coronary angiography. *American Journal of Radiology* 2007;189:581–591.

Schoepf, UJ, et al. CT of coronary artery disease. *Radiology*. 2004; 232:18–37.

Shuman W, et al. Prospective versus retrospective ECG gating for 64-detector CT of the coronary arteries: comparison of image quality and patient radiation dose. *Radiology* 2008;248:431–437.

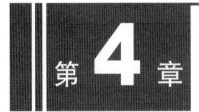

第4章 心脏CT伪影与误区

Supratik Moulik, Harold Litt

伪影 1

患者,女,58岁,有长期的病态肥胖症和氧依赖肺部疾病史,以胸痛与气短就诊于肺科门诊。基于其病史和风险因素,进一步做了冠状动脉CT血管造影（computed tomography angiogram,CTA）。该定位扫描图(图4A-1-1)表明了为什么在双源扫描仪进行冠状动脉CTA时采用大体型的患者方案(图4A-1-2)。

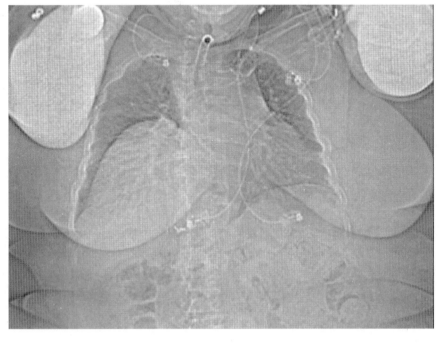

图 4A-1-1 该定位像摄于心脏 CTA 之前,显示患者为大体型患者,并有气管插管。

注:第4~8章图号中 A 代表伪影(Artifacts),P 代表误区(Pitfalls)

(A)

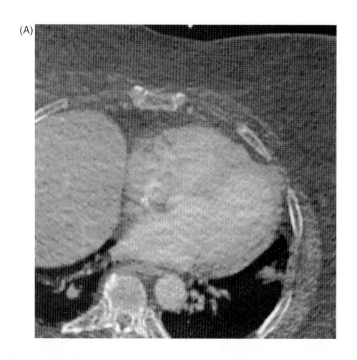

(B)

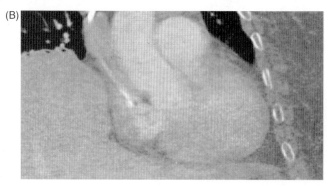

图 4A-1-2　从心脏中央层面的轴位 CTA (A) 与矢状位 CTA (B) 可看到，虽然都用了最大辐射剂量和 120mL 的静脉对比剂，但两图均为低信噪比 (signal-to-noise ratio, SNR) 的颗粒状图像。注意肝区所在的右半纵隔太过靠近心脏，导致已经被皮下脂肪衰减后的 X 线束进一步地衰减。

当给体型较大的患者做 CTA 时，用双源扫描仪的时间分辨力是：

(1) 不变 (83ms)。

(2) 两倍长 (165ms)。

(3) 更长 (332ms)。

(4) 介于 83~165ms 之间。

运用两个独立的数据采集系统的双源扫描仪的时间分辨力约为 83ms。由于给大体型患者成像时球管输出量需增加，为提供足够的影像质量，需组合来自两套源探测器组的数据。来自两套探测器的投影数据的融合程度可以通过后处理进行调整。所以，给定重建序列的实际时间分辨力可能在 83ms (数据的完全分离) 和 165ms (数据集的完全合并) 之间波动。

在 CT 扫描中，信噪比的影像斑点会受一些因素影响，而这些因素直接或间接地影响到达探测器的光子数量。如果，我们暂时忽略自动曝光控制 (automatic exposure control, AEC) 的影响，那么影响落在探测器上的 X 线量的最常用的手动修改参数的方法是调节 kV (管电压) 和 mA (管电流)。

调整 kV 可以改变 X 线束的质量。当 kV 上升时，射线能谱向高能级变化，穿透力增加且信噪比改善。当然，成像的 kV 有上下限，在

kV 很高时,射线穿透大体型患者基本不受影响,导致穿透的组织间没有信息衰减的差异。相反,当 kV 足够低,X 线束将完全被体部软组织吸收,无法给我们提供有用的信息。

电子在球管电势或电压的作用下撞击球管的阳极释放出能量,该电势或电压决定了混合 X 线的能量分布。而管电流很大程度上决定了撞击阳极的电子量;所以,随管电流的升高,导致更多的 X 线产生,但如果 kV 不变,X 线能量就一样(图 4A-1-3)。你要认识到,这个说法太过简单,当 kV 增加时球管产生的 X 线量也随之增加。

对于此患者,采用 140kV,应用 350 左右的参考毫安秒(mAs)和 AEC 进行扫描。结合来自双源探测器组的扫描数据,解决了球管输出量的限制,但损失了时间分辨力。不幸的是,尽管使用了该扫描仪的最大 kV 和 mA,但胸壁软组织内射线束的衰减导致整体影像质量差。虽然在此个案中,X 线束在胸壁发生衰减,但类似的问题可发生在大体型、乳房密实、胸肌发达的患者身上。实际上,从 CT 的密度值来看,肌肉比脂肪高,这意味着,对拥有发达胸肌的健康的年轻男性需要调节管电流以保证影像质量。

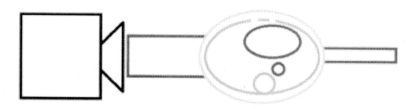

图 4A-1-3　X 线束衰减图示。基于患者软组织横断面上的密度,被患者吸收的 X 线束常常是入射线束的一部分。射线束能量或 kV 越低,这部分就越少。

正确答案:4

伪影 2

患者，男，24 岁，胸部和面部均有擦伤，昏迷后被人发现而被送到急诊室。在他被送去做 CT 扫描的途中，该患者变得焦躁好斗，不配合检查。虽然他在 CT 检查床上一度平静下来，但在扫描过程中又再次变得激动（图 4A-2-1 和图 4A-2-2）。

在心脏 CT 扫描中会遇到患者发生不同类型的移动，请将各种移动所需要补偿的难度由高到低排列：

（1）正常窦性心律时患者心脏的运动。

（2）心房颤动时患者心脏的运动。

（3）患者随机运动。

（4）呼吸运动。

当运动以周期性方式进行时，如心脏运动，或可以从外部观察到，像呼吸运动，都有相应的方式对该运动进行校正。就呼吸运动伪影而言，便有从颅尾扫描到在上腹部放置标记物的呼吸运动门控在内的多种采集技术可用。为了抑制心脏运动产生的影响，CT 扫描也可与患者心电图（electrocardiogram，ECG）同步（如第 3 章所述）；再者，在应用心电图编辑技术时，也有相应的技术去处理规则或不规则的节律。

患者的随机运动，由于太难甚至根本不能预测，因此在采集阶段或在后处理阶段都是最难补偿的。当对不配合的患者进行成像时，最好是应用大螺距短时间扫描技术去缩短患者所需要的窗口期，以降低在扫描采集阶段因运动而产生的误差。

在轴位成像中，整个扫描层面的影像数据是在单个机架旋转过程中采集的，所以患者的运动所产生的影响是很容易理解的。当患者剧烈运动时，相对定位会受到干扰，详见图 4A-2-3。

当进行螺距小于 1 的螺旋扫描，而非轴位扫描时，会对机架多次旋转获得的数据进行内插来生成图像，图像重建过程则更为复杂。由于持续的数据采集，移动伪影是很复杂的，而不是从扫描的中心层面到另一层面的

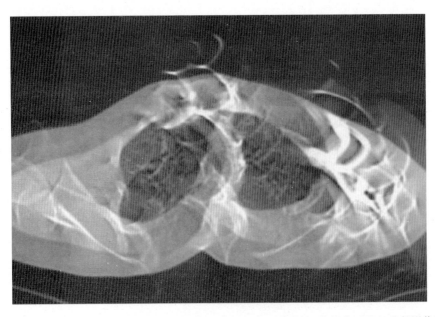

图 4A-2-1　胸廓入口平面的轴位图像，可看到运动导致的图像模糊，该部分不足以进行影像诊断。

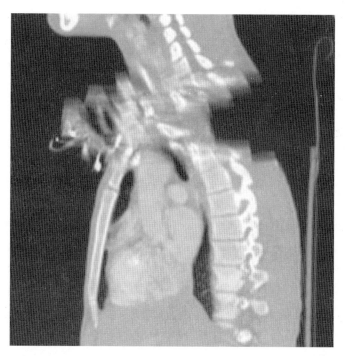

图 4A-2-2 图 4A-2-1 患者同一扫描的矢状位重组图像,从图中可看到在颈胸部扫描采集阶段,由于患者的运动而导致阶梯状伪影。尽管如此,该图下部分仍然具有诊断价值。

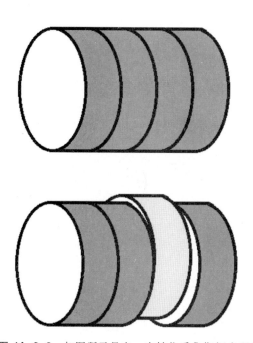

图 4A-2-3 如图所示是在一次轴位采集期间出现的移动伪影。上图为无运动影响的理想情况,而下图则由于运动而使一层面相对于其邻近层面发生了偏移。

一次简单移动。

处理患者运动最有效的方法是预防。对患者进行细心指导是缓和扫描过程中产生紧张情绪的一项重要工作,也能让患者对不熟悉的环节有所准备,如对比剂注射。尽可能根据临床问题进行扫描并减少采集所需的扫描时间同样重要。紧凑的纵向准直不仅降低辐射剂量,也能缩短扫描的长度,这就能将患者运动带来的影响最小化。由于大螺距 CT 扫描能够将整个胸部或腹部的扫描过程缩短到 3s 以下,所以采用大螺距(>3)扫描应对患者移动是一种行之有效的方法。与螺距为 0.3 的回顾性门控 CTA 相比,大螺距技术可以用同样时间的 1/10 达到相对无移动的扫描。此外,还可以使用垫子和枕头来辅助体位,这能让患者以舒适的姿势摆放好所要求的体位。

图 4A-2-4 显示怎样通过标记物去追踪患者的移动。左图显示患者处于自然位置。标

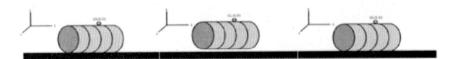

图 4A-2-4　图示阐明了怎样通过标记物追踪患者的移动。左图的患者处于自然位置。置于患者上方的标记也处于相同的位置。第二幅图(中图)通过标记物位置的移动显示患者在 y 轴方向上的移动。最后一幅图(右图)显示患者回到自然位置处。

记物置于患者的上方,同样也处于自然位置。第二幅图显示患者在 y 轴方向运动,这可以通过标记物位置的移动间接得到。最后一幅图显示患者重新回到自然位置。

现代 CT 扫描仪能够提供一些其他的技术对移动伪影进行补偿,包括过扫描和在重建中的软件校正算法。过扫描意味着在任一给定的层面需要使机架旋转超过 360°,多余角度所覆盖的范围的数据就会和初始数据进行平均,以将移动伪影最小化。其他运动补偿方法也相继被提出,如多处皮肤标记物移动示踪,与其在电影和视频游戏产业的应用方式类似。

该方法根本前提是把人体视为刚性结构并在三维追踪其移动。然后移动数据将会被加到相应时间点的投影数据中。这个技术最大的局限性就在于人体并非是一个刚性结构,而且患者也不会在 CT 检查床上僵硬地移动。尽管光学移动捕捉技术的发展能够提高对移动的抑制,但是这样的系统到目前为止还没有得到实际的应用。

正确答案:3,2,4,1

伪影 3

患者，女，60 岁，3h 前因急性发作呼吸急促被送到急诊室(图 4A-3-1)。该患者近期刚从欧洲度假回来，并一直抱怨左腿肿胀、疼痛。通过鼻导管给予 2L 氧气，患者依旧保持持续低氧(90%氧饱和度)和气短，但患者意识仍然清醒，表达清晰。在应用双源 CT 扫描肺动脉 CTA 时，患者无法保持屏气状态。

在胸部 CT 上，以下哪项是将呼吸运动与心脏运动区分开的最可靠的方法？

(1)在轴位图像中寻找模糊的心脏轮廓。

(2)在轴位图像中寻找模糊的肺血管影。

(3)在胸骨矢状位图像中寻找阶梯状伪影。

(4)对比增强前后的图像。

在心脏门控研究中，将心脏运动与呼吸运动区分开，有助于区分可得益于后处理技术的心脏运动和后处理技术用途有限的呼吸运动。在轴位图像中模糊的心脏轮廓和肺血管影正是呼吸和心脏运动的双重影响下产生的(图 4A-3-2)。区分两类运动伪影的关键在于是否存在胸壁的移动伪影，其在胸骨的矢状面断层影像中最明显。

通常，呼吸运动伪影仅仅对扫描的一部分区域有影响，而对其他剩余部分没有影响。同之前讨论过的患者的移动伪影类似（伪影 2），预防是处理这类伪影最可靠的方式。在存在呼吸运动伪影情况下，需要考虑的最为重要的因素便是患者呼吸的状态以及限制患者屏气能力的疾病，如严重的慢性阻塞性肺病(chronic obstructive pulmonary disease，COPD)、肺纤维化病等，这些病变使患者屏气 10~20s 都有困难。

预防呼吸运动伪影最常用的方法包括纵向轴位准直(容积扫描最小化)、头尾轴位扫描以及大螺距扫描。将扫描长度缩小能降低

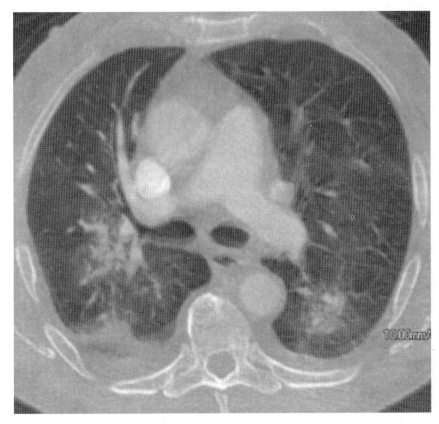

图 4A-3-1　肺动脉 CTA 轴位图像，可见由于呼吸运动伪影使许多肺动脉分支无法清晰地显像。

影像采集和屏气所需要的时间, 同时也减少了辐射剂量, 而辐射剂量又与覆盖范围成正比。然而, 当屏气时间延长, 将会出现一定程度的反射性心动过速, 这无疑又加剧了移动伪影。

对于严重缺氧的患者, 一次屏气中完成感

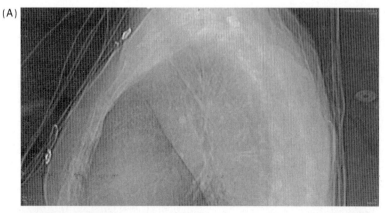

(A)

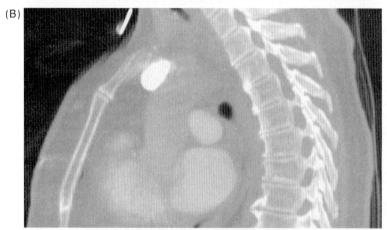

(B)

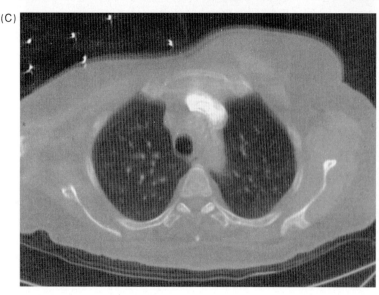

(C)

图 4A-3-2　另一患者的矢状位图像 (B) 展示的是在呼吸运动下典型的不规则的胸骨的影像。同一扫描的侧面图像 (A) 展示的是同一区域正常的胸骨。(C) 所示是该层面轴位图像上的呼吸运动伪影。

兴趣区的扫描，有可能获得一幅在其他情况下无法获得的可诊断的图像。头尾扫描有助于对肺栓塞的患者进行评估，这是由于大多数肺部的栓子都集中在中下叶分支上，所以，首先对该区进行扫描，感兴趣区的图像质量有所提高。大螺距(3.4)扫描是可以在某些扫描仪上使用的一种新方法，它利用了双源以及专门的重建算法，在无重叠螺旋采集下实现触发的全容积覆盖。

这是另一患者的肺底轴位图像（图 4A-3-3），说明当遇到肺栓塞时，进行适当影像评估是比较困难的，因为呼吸运动伪影与血管充盈缺损相似。

另外，也有一些用于补偿呼吸运动的更复杂而不常用的方法，并证实有不同程度的作用。在用放疗或质子束治疗肺部肿瘤的情况下，4D-CT 扫描的潜在临床应用还处于研究阶段（图 4A-3-4）。

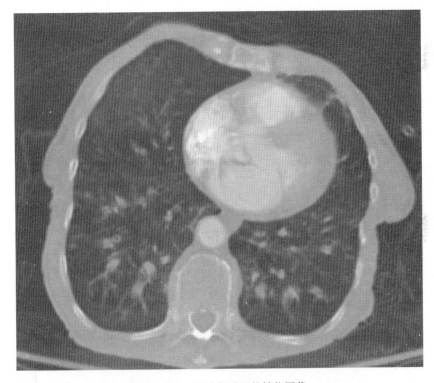

图 4A-3-3 经肺底平面的轴位图像。

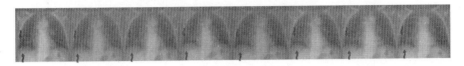

图 4A-3-4 4D-CT 图像。4D-CT 能为右下叶肺癌患者提供放疗计划。小螺距的 CT 采集持续贯穿整个呼吸周期，可使图像重建设定在呼吸周期中的 8 个不同的阶段。显示的每一幅图像都是创建于回顾期数据集（12% 在左边）的 2D 投影。箭头标记位于右侧第 6~8 肋水平，右下叶肿块的位置在整个呼吸周期中相对于这些肋骨在不断变化。

正确答案:3

伪影 4

患者, 女, 55 岁, 有间歇性胸痛史, 她来急诊室时, 气短情况不断加剧(图 4A-4-1)。该患者心肌酶阴性, 行回顾性门控心脏 CTA。在图像采集期间, 患者突发反射性心动过速, 导致心率从基础心率 60 次/分上升到 80 次/分。

关于在心脏 CTA 中管电流调制的说法, 下列哪项是正确的:

(1)不规则的心率允许使用低辐射剂量。

(2)运用于预测合适的剂量调控的方法与运用于前瞻性心电触发采集的方法类似。

(3)心率增快有利于剂量的降低。

(4)在心动周期中的各个阶段影像质量均相同。

在管电流调制下, 扫描仪基于前 3~5 次心动周期对选定的舒张末期阶段的时间进行预测, 这个方法和前瞻性触发心脏 CT 研究很相似。不规则的心率会使得对下一心动周期时间的预测变得困难, 甚至无法预测, 这就增加了心动周期中需要全部管电流的部分。所以, 选项 1 是不正确的。心率的增快降低了管电流调节的影响, 因为整个心动周期的时间变短, 可用于降低管电流的时间窗也相应减少, 所以选项 3 不正确。给定层面的图像质量

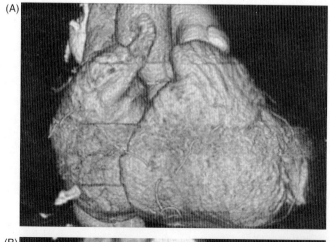

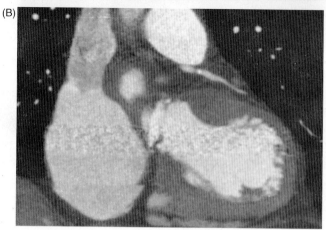

图 4A-4-1　容积再现(A)和斜冠状面(B)图像均来自于回顾性门控冠状动脉 CTA, 展现了大量由不适当的管电流调节产生的图像噪声高的伪影。

很大程度上取决于落于该图像上的 X 线剂量，而 X 线剂量又受到管电流的影响。在心动周期的各个阶段中，管电流降低，剂量降低，于是和同一阶段但管电流足够的情况相比，噪声就增加了，所以选项 4 也是错误的。

在现代 CT 扫描仪中，管电流调制是一种广泛使用的剂量降低技术。照射剂量将会基于特定患者的密度分布和心脏时相进行无明显的图像质量损失的最优处理。在心脏 CT 采集中，管电流调节使前瞻性心电触发的优势在回顾性心电门控技术中被部分实现。该技术最基本的原则就是无相对运动的心动周期处于心脏收缩末期（35% 常发生在 R-R 间期）和心脏舒张末期（占 R-R 间期的 75%）。剩余心动周期的投影数据首先用于功能分析，因为该部分在冠状动脉评估中不需要同等的影像质量或空间分辨力。同在前瞻性心电触发中利用的技术类似，在心动周期的时相中，管电流可以降低到总剂量的一部分（4%~20%），但要产生一幅静息期的冠状动脉图像是不大可能的。心动周期中接受剂量降低处理的部分主要取决于心脏的节律。对于缓慢的心率，进行图像采集的心脏舒张末期时间窗占整个心动周期的比例相对短（例如，500ms 占周期

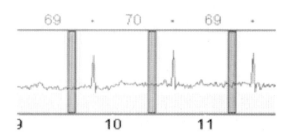

图 4A-4-2 从回顾性门控心脏 CT 追踪的心电图。占 75% 时相的黑色条带设定为舒张末期。贯穿剩余心动周期的阴影区域代表采集时较低管电流的部分。

为 1000ms 的比例为 15%），反之，心率增快就意味着这部分比例增加（例如，125ms 占周期为 600ms 的比列为 21%）。因此，管电流调制所带来的剂量降低技术不仅受心率变化的影响，同时也受心率自身的影响（图 4A-4-2）。

在心搏变化低的正常窦性节律的情况下，管电流调制技术可精确地预测下一周期的时间并适时调节管电流（图 4A-4-3）。当遇到心率变化时，预测下一心动周期的时间就变得比较困难了，所以扫描仪必须拓宽全部管电流的时间窗以确保覆盖整个心脏舒张末期。因此，在心率变化大或心房颤动的患者中，管电流调制技术降低的剂量非常有限。由

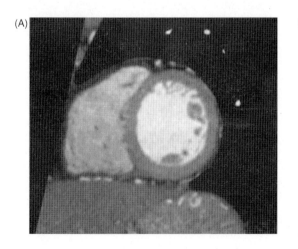
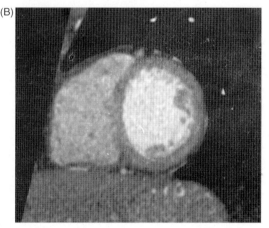

图 4A-4-3 来自于回顾性门控冠状动脉 CTA 的短轴图像，在管电流调制下，分别重建于 R-R 间期的 75%（A）和 95%（B）。

于投影数据的采集贯穿整个心动周期，所以可以在任意心动周期的时相进行图像的重建。就如本例所示，当使用管电流调制技术时，进行剂量调制扫描的那部分图像噪声增加，在图像上呈现沙粒样表现(图 4A-4-4)。但这些图像仍然足以进行功能评估，但其较低的信噪比可能使这些图像不适合对小的冠状动脉血管(<2mm)进行评估。

在图 4A-4-5 中出现明显的高噪声带状伪影是管电流调制误差的典型表现。如果心率变化明显，在心脏舒张末期可能会错误地接受降低了的管电流。这种情况一旦发生，在心脏舒张末期的投影数据会有更低的信噪比，不过这个仅仅发生在捕捉到变化心率的那一部分。该伪影在矢状位或冠状位图像上很容易辨认，因为图像上会出现与不当的管电流调制的时间相一致的高噪声条带状区域。其他的心率失常也会导致这类伪影，伪影来自心率失常对心动周期长度的直接影响，以及为了补偿异常心搏和不规则节律所做的心电图编辑。

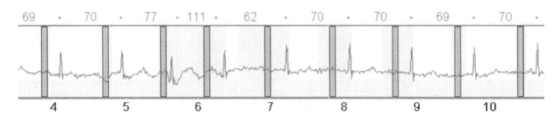

图 4A-4-4　该心电图是监测一位有游走基线的患者所得，可见不当的 R 波出现。心率的变化使扫描仪被迫限制了管电流的调制，直到规律且可预测的心率出现，并保持一定时期的搏动。

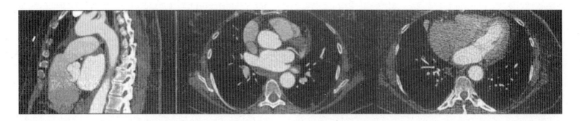

图 4A-4-5　矢状位图像(A)与轴位图像(B 和 C)均来自回顾性门控 CTA，可见由典型管电流调制导致的伪影区域。轴位图像(C)及其上面的图像(B)，伪影区域明确显示了运用管电流调制和全电流图像之间信噪比的差异。

正确答案:2

伪影 5

患者,女,54 岁(图 4A-5-1),因非典型胸痛和心悸来急诊科就诊。最初的诊断检查是阴性的,为进一步确诊行冠状动脉 CTA。当扫描至主动脉根部层面时,患者因室性期前收缩(premature ventricular contraction, PVC)导致了伪影的产生。

如果一个患者在预扫描检测中频发 PVC,针对下一步需要实施的操作,哪项最合适?

(1)把患者送回急诊室并告知相关医生该患者无法进行扫描。

(2)进行无门控的检查,因为心电图同步对这类患者无用。

(3)对频发 PVC 的节律进行分析,并决定用何种扫描以解答该患者所涉及的临床问题。

(4)用 β-受体阻滞剂终止患者频发 PVC。

该病例的临床问题可能无法通过 CT 扫描得到解答,但在对心电图进行分析并考虑了是否有其他采集方案之前还不能下这个结论。门控技术并不是完全没有作用,而是在检查时需要一定程度的后处理技术去减小 PVC 的影响,以确保每段冠状动脉被检查评估。通常,用 β-受体阻滞剂阻断异位心搏是很困难的,特别是在做 CT 扫描时,这样的操作是比较危险的。

一般来说,可以认为期前收缩要么是规律的(如二联律),要么是不稳定的,以便于我们区别对待。在图像获取期间,游走性 PVC 发生的次数决定了能够从扫描仪提取诊断信息所需要的心电图编辑的程度。决定扫描是以前瞻性还是以回顾性方式采集也是很重要的,因为针对回顾性技术来说,在后处理上有更多的选择。

在应用前瞻性心电触发时,在 PVC 中最常见的问题就是扫描仪预测的心脏时相与心脏舒张末期的时相不一致。因此,与 PVC 相对应的扫描部分,就需要用心动周期中可能由于运动而产生模糊的部分的投影数据进行重建。现在,一些新型扫描仪配有心律失常检测的增强算法,使得扫描仪直接对受 PVC 影响的那一部分的心脏容积数据进行再获取。如果扫描完成后所获得的心脏相位数据不佳而

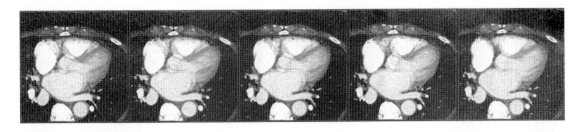

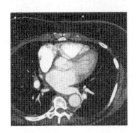
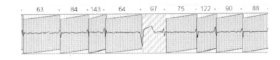
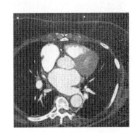

图 4A-5-1 于心动周期间期的 10% 进行多相位图像重建,在图像采集阶段,患者发生了 PVC。心电图追踪显示了不规律的心跳,导致在 10 个心脏时相间每次搏动有不同程度的重叠(每个 QRS 波群间出现的竖线)。PVC 与后续 QRS 波之间的数据未被用于图像重建(斜线所示)。

导致图像不足以解决相关临床问题，整个扫描需要重做。

对于回顾性心电门控检查，在后处理阶段可以使用心电图编辑工具(图 4A-5-2)。三种常用工具是多相位重建、删除和禁用不必要的同步。多相位重建的重要性就在于冠状动脉的相对运动通常在心脏舒张末期和心脏收缩末期最短，尽管测得这些时相的时间在 R-R 间期的 75% 和 35% 并非完全精确。由于只要给定冠状动脉段在一个时相中显现正常，就被认为是正常的，多相位重建可在整个心动周期对每段冠状动脉进行评估。

如果来自 PVC 的门控伪影限制了冠状动脉的评估，那么在图像重建前可以人工使用心电图编辑来调整相位错误。禁用心电图同步意味着特定的心跳将在图像重建阶段被忽略，丢失的图像数据将由邻近的心动周期的数据来补充。在单发 PVC 或常规 PVC 如二联率的情况下，这个方法比较有用。删掉一次心跳，将会移除重建中这部分的扫描数据，在没有这些数据的情况下，如果有足够冗余数据允许图像重建，这个方法还是行之有效的。如果发生在 PVC 后的补偿间隙足够短，那么即使出现 PVC 或是删掉一次心跳的情况下，也可有足够的数据进行重建。

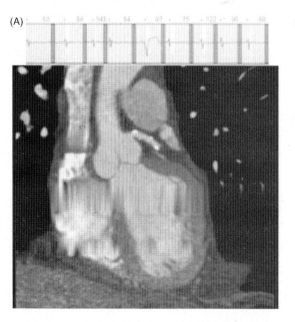
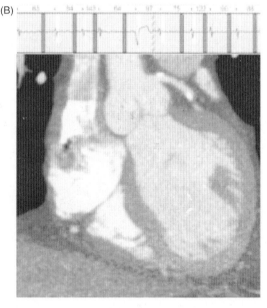

图 4A-5-2 回顾性门控心脏 CTA 采集到频发 PVC 的图像。第一幅图(A)上出现多个条带状的伪影。由于连续 5 次室早(B)，所获数据不足以重建图像，以扫描的相邻层面数据进行内插产生模糊伪影。

正确答案:3

伪影 6

患者,男,73 岁,有很长的高血压及糖尿病病史。在做择期腹腔镜下胆囊切除术前需进行一次术前评估(图 4A-6-1)。由于患者无法忍受运动刺激以及拒绝侵入性导管检查,故行冠状动脉 CTA 进行风险评估。

当为钙化较密集的冠状血管成像时,下列哪项说法是正确的?

(1)钙化导致对冠状动脉狭窄程度的低估。

(2)冠状动脉钙化是做冠状动脉 CTA 的禁忌证。

(3)钙化不同于金属,不会造成射线硬化伪影或条状伪影。

(4)在冠状动脉外的钙化也会对诊断的评估造成不利的影响。

近冠状动脉密集的钙化可影响评估。很典型的例子是图 4A-6-2 中密集的二尖瓣环钙化限制了 CT 对回旋支的评估。

在冠状动脉疾病中,密集的钙化可能导致类似于金属或其他高密度物质的伪影,包括晕状伪影和射线硬化伪影。

在血管钙化的情况下,射线硬化伪影导致血管腔内的低密度伪影。如果病灶斑块密集的范围较大,血管腔可出现明显的低密度影,就会造成管腔闭塞或血栓形成的假象(图 4A-6-3)。

就算有这些影响的限制,冠状动脉的诊断评估在不严重的冠状动脉钙化的条件下仍然可以进行。

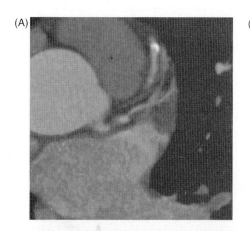

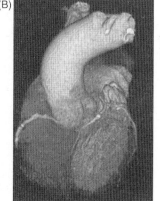

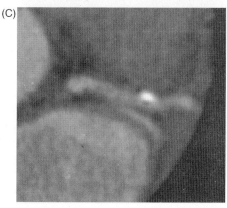

图 4A-6-1 (A)冠状动脉 CTA 容积再现的图像,左前降支(left anterior descending, LAD)(B)和回旋支(C)的放大图像同为容积再现图像,并均见冠状动脉钙化斑块。

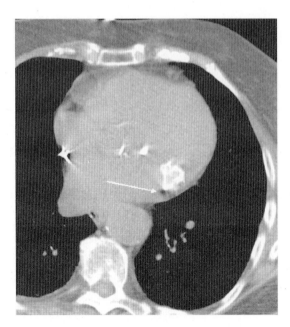

图 4A-6-2 二尖瓣环密集的钙化导致周围组织低密度伪影。

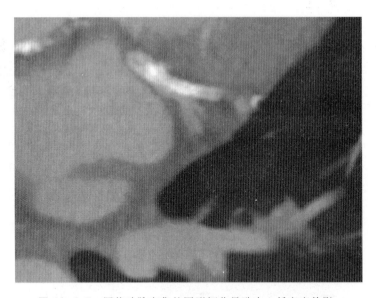

图 4A-6-3 冠状动脉密集的圆形钙化导致中心低密度伪影。

正确答案:4

伪影 7

患者,女,40 岁,由于胸痛、气短来急诊科就诊,为明确冠状动脉病变行冠状动脉 CTA 检查(图 4A-7-1)。基于患者的年龄和心率(50~60 次/分),决定进行前瞻性心电触发检查。医生要求患者尽量正常呼吸,以减小心率变化。尽管刚开始注射对比剂时患者的心率上升到 80 次/分,在 8 秒扫描时,下降到 50 次/分,但钙化积分检查结果正常。

关于前瞻性心电触发检查,以下哪项叙述正确?

(1)收缩末期是成像的最佳时期,大约发生在 50% R-R 间期。

(2)舒张末期是成像的最佳时期,大约发生在 75% R-R 间期。

(3)对于前瞻性心电触发扫描,管电流调制是减少辐射剂量的重要因素。

(4)前瞻性触发检查比回顾性门控检查更能承受不同心率。

收缩末期(35%R-R 间期)和舒张末期(75% R-R 间期)是心脏运动最少的两个心动周期时相,所以它们被认为是成像的最佳时期。舒张末期稍长于收缩末期,而且静止更可靠,因此它是最常用于触发检查的时相。管电流调制只用于回顾性心电门控检查,它旨在模拟通过降低部分心动周期的管电流来减少触发检查中的辐射剂量。触发检查对心率变化的耐受性更差,因为这些变化导致舒张末期时相的错误估算,从而出现层块和移动伪影。

在 PVC 或房性期前收缩(premature atrial contraction,PAC)的情况下,R 波在早期就能被检测出来,但扫描仪停止运作。而且在一个正常心动周期恢复之前,检查床的移动也会停止。这使得患者的心率恢复如初,或者心率不同于以前但也更稳定。在任何情况下,如果扫描软件未能准确估计心脏时相,图像采集将会暂停。

扫描仪通常基于前一次的心动周期调整前瞻性触发,所以当患者心率进行性增快或

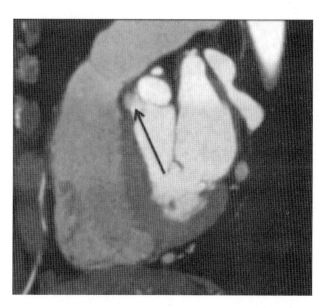

图 4A-7-1 冠状动脉 CTA 矢状面图像显示模糊伪影(箭头所示),这是错误估算舒张末期的结果。心脏数据重建在心动周期错误时相中进行。

减慢时，问题就出现了。如果变化的程度足够大，将导致心脏的不同区域在心动周期的不同时相中成像。出现这种情况时，部分采集将在心动周期中出现高速运动时进行（例如，在心脏收缩期），如前面例子所显示的典型的运动伪影导致影像质量下降。对心率变化的患者使用触发采集技术的一个主要缺点是进行后处理时无法重新分配心脏时相（图 4A-7-2）。

(A)
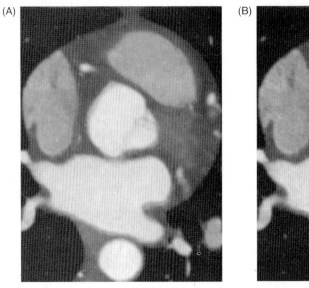
(B)
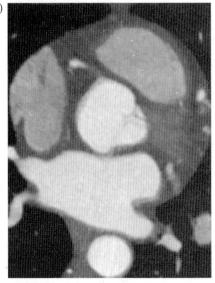

图 4A-7-2　同一位置的轴位重建图像反映出心电触发检查在调整重建相位上能力有限，例如，73%（A）和 70%（B）。利用心电触发采集技术改变相位并不能使这一层面所显示的移动伪影减轻。

正确答案：2

伪影 8

患者,女,70 岁,10 年前安装了植入式心脏除颤器,由于头痛、疲劳和不典型胸痛来急诊室就诊(图 4A-8-1)。尽管心肌酶学检查阴性,阻塞性冠状动脉疾病的可能性不大,但仍然进行了冠状动脉 CTA 检查。

图像上靠近金属硬件的区域 X 线衰减较少,归因于:

(1)植入物附近的脂肪沉积。

(2)与光子衰减有关的不完全投影数据。

(3)自动曝光控制技术使管电流增大。

(4)心脏运动。

CT 扫描图像是探测器利用滤波反投影技术(filtered back-projection,FBP)所得到的数据重建而成。当物体的密度过大,超出标准扫描数据所覆盖的 12 位范围时,将引起投影数据缺失,使得图像出现类似阴影状。利用不完全投影数据重建的图像会引起这些金属伪影,它常伴随矫形外科硬件出现。

CT 的金属伪影正是一些重要影响因素的表现形式。当 X 线束穿过高密度物体时,大部分低能 X 线衰减或消散,X 线束发生线束硬化(图 4A-8-2)。金属伪影是这种现象的极端表现,由于射线束完全衰减,导致阴影区域内

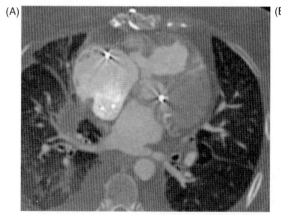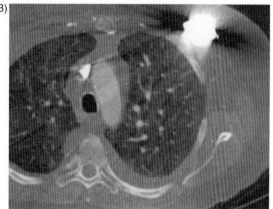

图 4A-8-1　主动脉根部层面的轴位 CT 图像(A),可见存在于右心房、左心室和上腔静脉的金属导线导致金属伪影。另一幅主动脉弓水平的图像(B)上可见左胸壁的发生器周围出现金属伪影。

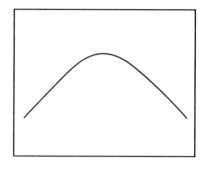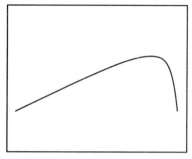

图 4A-8-2　X 线束未经过滤(左)和过滤后(右)所对应的光子能量相关分布的光谱图。外加的过滤器首先吸收低能的光子,从而使得射线的平均能量增加。

投影数据的缺失。当应用FBP法时，投影数据的缺失将在图像中金属物体周围产生暗带。晕状伪影（见第3章）由高密度的细小结构引起，如金属和钙，表现为图像所显示的尺寸大于它们的实际尺寸（图4A-8-3）。金属物体的实际密度是另一个需要考虑的因素，例如钛的伪影远少于被用作X线透视显像的支架末端标记物的铂。最后，金属与周围组织接触面的移动可导致增强伪影。其中一个例子可见于导线连通心腔内的心脏起搏器。

身体任何部位的金属密度都产生类似的伪影，尽管在心脏成像上还存在与支架、冠状动脉搭桥术（coronary artery bypass graft，CABG）的金属夹、心脏起搏器导线相关的一些特殊考虑因素，而且所有的相关因素都发生在小血管通畅率需要着重关注的部位。血管过小或支架材料密实时，射束硬化效应和投影数据缺失会引起支架腔内产生伪影般的低密度体素，会被误认为是支架内狭窄。管腔被遮蔽的程度主要与支架的类型有关。

一些重建方法已经被称为金属伪影抑制（metal artifact reduction，MAR）法，但大部分方法涉及对投影数据进行数学运算以补偿由于金属"遮蔽"产生的数据缺失。当运用FBP时，常用线性内插或双线性内插方法来填充缺失的投影数据。这些方法已经用于临床，尽管会产生各自的伪影而限制它们的应用。如图4A-8-4所示，运用锐利重建核，可以使与金属伪影相关的晕状伪影最小化，原本因为线束硬化伪影而变得模糊的体素的清晰度也因此增加。运用锐利重建核的主要缺点是噪声增加和软组织对比度差。

用于图像重建的CT值标准范围是12位无符号的整数，能显示0~4 096个可能值。应当注意的是，CT值的范围是任意的，而且要包含人体组织的常见CT值，但金属密度却常常超出此范围。商用MAR技术在重建过程使用扩展的CT值范围（16位、32位或者64位整数）。这一做法使金属的真实密度得以显示，因此相应区域内不会再出现超出

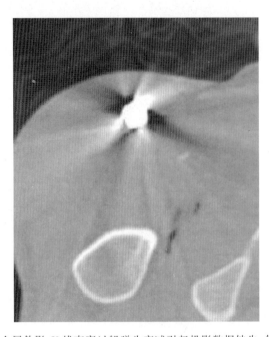

图4A-8-3　子弹产生的金属伪影，X线束穿过铅弹头衰减引起投影数据缺失，使金属周围出现低密度区。

(A)

(B)

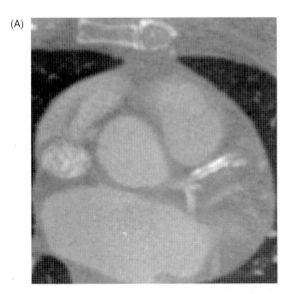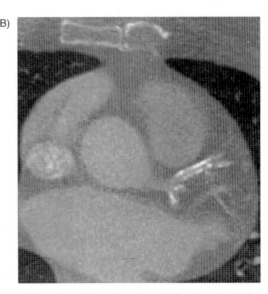

图 4A-8-4　两幅冠状动脉左前降支(left anterior descending, LAD)的多平面重组图像。左边的图像(A)利用标准软组织核重建,右边的图像(B)利用锐利核重建。运用锐利核后冠状动脉 LAD 的晕状伪影减轻,并且更容易看到血管通畅。然而,锐利核算法也使这幅图像噪声增加。

CT 值范围的黑色体素。但实际上,它对于心脏成像上并非总是有用,因为与金属接触的组织很小,而且兴趣区是金属邻近的组织而非金属本身。迭代重建是一种计算密集型的重建替代方法,由于对投影数据的缺失不敏感,所以它提供了另一种使金属伪影最小化的方法。当处理金属异物时,应避免使用低千伏扫描,否则会出现更严重的伪影。对装有心脏起搏器的患者行回顾性心电门控扫描时,由于起搏器导线与动脉的相对位置随着心动周期而改变,因此观察所有的心脏相位非常重要。禁止在心动周期的非关键部分进行管电流调制也可提高图像质量,但代价是辐射剂量增加。

正确答案:2

伪影 9

患者,女,48 岁,20 年前有过胸部刺伤史 (图 4A-9-1)。现在表现为间歇性的不典型胸痛。准备行冠状动脉 CTA 以评估冠状动脉的病变。吸气后正准备扫描时,其中一根心电图导联松开,同步监测仪无法获得这个位置的心电图记录。然而,扫描将近结束时监测仪又重新获得记录。在不正确的同步监测和数据缺失上进行重建,导致矢状位重组图像的很多区域出现与此相关的条带伪影。根据心电图检查可判断,患者在整个检查中表现为正常窦性心律,心率是 58~62 次/分。心电图手动调节,以扫描开始和扫描结束时这些位置的心电节律作为参考(图 4A-9-2)。

心电图编辑技术(例如,同步或禁止同步)

对以下哪种情况帮助最小?

(1)心律失常,如心房颤动。

(2)室性心动过速。

(3)无法根据心电图追踪判断,但怀疑是窦性心律。

(4)孤立性室性早搏。

房颤本身具有不规则性,因此它对心电图同步来说是一个难题。正如在伪影 4 中所述,我们能通过心电图编辑技术和多平面重建技术常得到诊断性的信息以分别评价每段冠状动脉。孤立性 PVC 在无法同步时可以直接处理(见伪影 5)。假如心电图将正常的窦性心律记录错误,通常情况只要同步心电图能够被重建,就有足够的投影数据让图像适当地重建。室性心动过速给心电图同步带来了几个显著的问题,但最重要的问题是心率普遍超过 120 次/分。它甚至超过了双源扫描仪

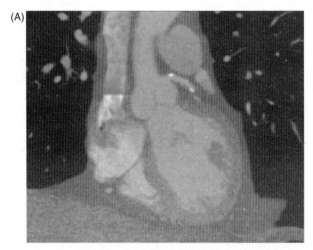

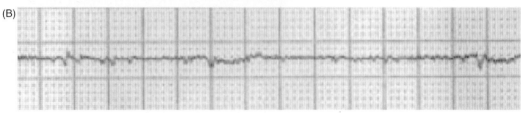

图 4A-9-1　冠状动脉 CTA 得到的冠状面图像(A)显示许多不正确期相所导致的伪影与心脏运动伪影。相应的心电图记录(B)显示没有正确同步和可辨 QRS 波群的不规则基线活动。

(A) 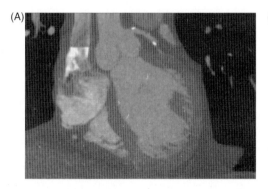 (B)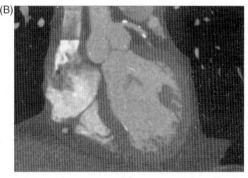

图 4A-9-2　斜冠状面图像(A 和 B)的重建数据与图 4A-9-1 同样的扫描数据,不同的是前者人工设置了心电图同步。这些模糊伪影在不同地方出现,归因于在不同心脏相位进行图像重建。

的时间分辨力范围,正由于这个原因,我们不应尝试同步重建。

　　基线波动或心电图导联接触不良而妨碍心电图记录并不少见。与这一章论述的许多伪影一样,采取预防措施是避免这种伪影最好的方法。尤其应该指出,预扫描时使用洗液,剃掉过长的毛发或用酒精棉清洁部分皮肤,能更好地观察和接触患者表面的皮肤,使心电图导联得到最佳的应用。深吸气同样会导致心电图导联从皮肤松脱。因此,让患者练习吸气的同时监视心电图,对评估心率变异和确保导联在整个扫描过程接触良好具有重要作用。

　　如果这些预防措施无效,扫描所得的心电图无法解释,那么下一步就是观察心电图并判断是否存在潜在的正常节律。如果认为患者存在潜在的正常心律,则应在心电图有规律的间期内使用"插入同步"功能。利用了现存 R 波和患者心率信息的试错法将对此有帮助。虽然除了重新扫描外试错法是最佳的选择,但是当窦性节律不规整时,扫描补救的相关问题就会变得更困难。还有其他更先进的方法(不在本文论述范围内),利用计波检测和计波相关图像重建技术,从投影数据中提取心动周期的期相。这些方法通过分析投影数据本身的时间和空间变化,从而将投影数据分配到合适的心动周期期相中。

　　回顾性门控冠状动脉 CTA 使用小螺距(约为 0.3),这将导致采集的图像数据中有相当一部分数据是多余的。确定最佳螺距的一个可行的近似方法是机架旋转时间(s)乘以每秒心率。例如,心脏 CT 采用标准扫描速度(0.33s),患者心率是 60 次/分,即 1 次/秒,那么最佳螺距就是 0.3。很显然,患者的心率小于 50 次/分或大于 75 次/分时,螺距应作相应调整。一些扫描仪甚至可以根据患者心率连续调整螺距以保持最佳螺距,不受心率变化的影响。

　　螺旋采集期间,心脏心动周期中的每一部分图像以一定的采样率显示,采样率由扫描仪的时间分辨力决定。心电门控研究中螺旋数据的获得与心电图追踪无关(不考虑管电流的调节)。因此,心电图记录发生技术失误时,只要能够对心动周期作出合理的估算,那么一定间隔的多期扫描数据仍然能用于图像重建。

正确答案:2

伪影 10

患者，女，45 岁，有可卡因滥用史因胸痛 3 天到急诊室就诊(图 4A-10-1)。可卡因和甲基苯丙胺的实验室检查为阳性。尽管已经合理、谨慎地使用 β-受体阻滞剂，但患者的心率仍然在 80~90 次/分范围。临床高度怀疑存在冠状动脉病变，因此决定行冠状动脉 CTA 检查(图 4A-10-2)。

心率增加对心动周期的哪一部分影响最大？对静止成像的能力有什么影响？

(1)QRS 波群；心电图的同步被异常的 QRS 波时限所限制。

(2)心室收缩期；无影响。

(3)心室舒张期；心率增加时，对扫描仪的时间分辨力要求更高。

(4)心房收缩期；图像质量与心房收缩时间成反比例关系。

随着心率增加，心脏舒张期将会不成比例地缩短，以致心脏舒张末期静止成像也相应地更困难。心率 60 次/分时，心脏舒张末期是静止成像的最佳时相。而当心率接近 70~80 次/分，心脏收缩末期能提供更好的 CT 评价，但这取决于扫描仪的时间分辨力。QRS 波群是一种时限相对稳定(80~100ms)的电现象，不受心率影响。心率增加在心脏成像一般可用范围内时，心室和心房收缩的持续时间保持相对稳定。

用于回顾性心脏研究的螺距约为 0.3，由于它能够充分完全地覆盖整个心动周期，实现心脏的多期重建。心率增加时，为了能在心率低于 60 次/分患者的心脏舒张末期到心率高于 80 次/分患者的心脏收缩末期进行成像，

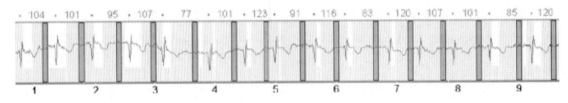

图 4A-10-1　回顾性门控心脏 CTA 的心电图追踪显示中高度的心率变化。

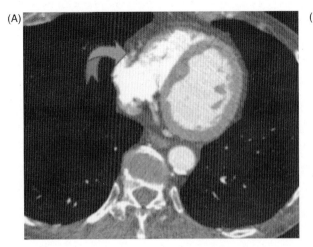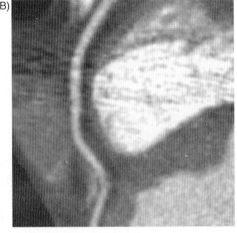

图 4A-10-2　心脏中部层面的轴位图像(A)显示右冠状动脉(right coronary artery，RCA)中央模糊，这是由于图像重建采用错误的心脏时相。放大曲面重组图像(B)显示 z 轴方向上沿 RCA 出现模糊。

最佳时间会逐渐地改变。

　　心动周期由几个不同的时相组成,每个时相相应地与心电图记录的电活动对应。心率为 75 次/分时,整个心动周期只有 800ms,可划分成 300ms 的收缩期和 500ms 的舒张期。而当心率为 200 次/分时,心动周期只有 300ms,可划分成 160ms 的收缩期和 140ms 的舒张期。如图所示,心脏舒张期不成比例缩短与心脏的高收缩频率有关,它会导致在静止时期的图像采集时间变得更短(图 4A-10-3)。因此,当患者心率高于 70 次/分,心脏收缩末期能给冠状动脉提供更佳的静止

评价。

　　对于大多数双源扫描仪来说,最佳的时间分辨力约为 83ms,而单源扫描仪是 165ms。时间分辨力是进行前瞻性心电图触发时要考虑的重要因素。分段采集是应对心率提高的一种方法,此时一定心脏区域的信息采集将经过几次心跳(图 4A-10-4)。这种方法的好处是提高时间分辨力,但出于数据冗余的需要,每个心脏部分的成像都要经过几个心动周期,因此它的代价是辐射剂量增加。每搏心跳之间的变化所引起的运动伪影是另一个限制分段采集的因素。

(A)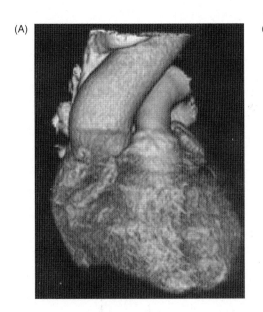　(B)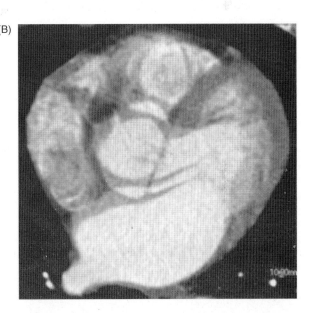

图 4A-10-3　冠状动脉 CTA 的容积再现图像(A)和轴位断面图像(B),采集时患者出现反应性心动过速和心率变化。容积再现图像显示许多边界不规则的带状区域,类似于运动伪影,虽然仅出现在心脏。

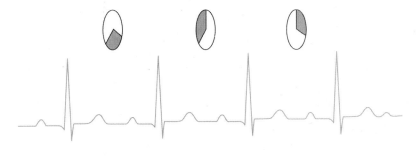

图 4A-10-4　分段采集时,一个心动周期间只会获得设定区域扫描相应部分的数据。由于图像采集分布在若干心动周期,心动周期数目越多,有效时间分辨力就越高。

正确答案:3

伪影 11

患者,女,35 岁,上呼吸道感染后出现持续性胸痛和气短症状,服用完一个疗程的抗生素后来复诊(图 4A-11-1)。鉴于她持续的症状,医生考虑为肺栓塞,安排肺 CTA 检查。检查时,患者感到焦虑但仍能配合指示完成检查,没有出现任何问题。技术员指出,患者非常想做好屏气动作,但事实上,她为了尽可能缩短吸气的时间反而做出了瓦尔萨尔瓦动作(图 4A-11-2)。

采用以下这些方法都可以降低对比增强扫描不理想的风险,除了:

(1)指导患者屏气过程不要做 Valsalva 动作。

(2)注射对比剂前先进行静脉通路压力测试。

(3)管电压从 100kV 增加到 120kV。

(4)增加体形庞大的患者的对比剂注射量。

如上所述,注射对比剂时做瓦氏动作会引起对比剂被肺循环生理稀释,阻碍对比剂

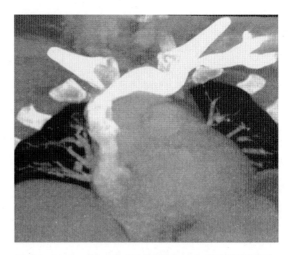

图 4A-11-2　同一患者的冠状面最大密度投影图像,显示左头臂静脉和锁骨下静脉内出现高密度圆柱状物体,上腔静脉近端也有。

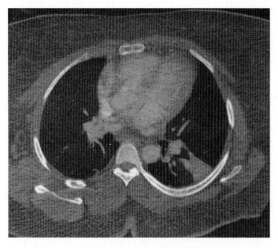

图 4A-11-1　肺动脉 CTA 的轴位增强图像显示全身动脉系统和肺动脉系统轻微增强。患者胸壁软组织厚,这是实现最佳扫描的另一个局限因素。

流向心脏。对于健康的患者,出现对比剂不足或缺少时,其中一个最常见的原因是注射装置或管道的故障。由于体形庞大的患者血管的血容量较大,X 线在软组织内的衰减也会增加,因此需要增加其对比剂剂量。

管电压从 100kV 提高到 120kV 时,实际上降低了 CT 图像上对比剂的清晰度。这就是为什么对于瘦的患者来说,低千伏成像尽管增加了图像噪声,但在对比增强扫描中的作用却非常显著。对比度分辨力表明最小低对比度物体的可见度与背景噪声有关。计量表达通常是在 Y% 的情况下,能分辨 Xmm 的能力,例如在 5% 的情况下能分辨 2mm 的物体。意思是在 5% 的背景密度下可分辨 2mm 的物体。常用管电压范围在 80~140kV 内,对比可见度随着 kV 值的降低而增加。为了小血管结构成像,如冠状动脉,静脉内注射对比剂是必须的。对比剂注射不佳时,也许还能看见较大的血管结构,如冠状动脉主干,但它们的分支通常由于对比度分辨力不足而无法充分显示。

对比剂显影与许多因素有关,包括合理

的剂量选择；对比剂的碘浓度；注射器、球管、静脉通道的正确操作；以及患者生理正常。以上任何一个因素的改变可导致对比增强不理想。应谨记预扫描准备应包含扫描技术的每一部分以确保扫描质量统一并且达到最佳。

检查中对比剂的恰当剂量取决于成像的身体部位，以及与患者有关的因素，如体型。正如伪影 1 所讨论的，对比剂剂量应当根据 kV 值和管电流调整，使获得最佳图像对比度的同时射线量和对比剂量最低。总之，扫描体形庞大的患者时，需要增加对比剂剂量来补偿线束衰减。

理想的对比剂注射途径是使用对比剂团注跟踪或对比剂延时团注技术触发的高压注射器。对注射管进行压力测试是很重要的，尤其是注射速率为 3mL/s 或以上时，目的是确保连接恰当，使静脉破裂和对比剂外溢的风险降到最低。采用对比剂团注跟踪技术时，合理设置在兴趣血管中对比剂团注跟踪的兴趣区 (region of interest, ROI) 很重要。对于大部分全身动脉检查来说，心电触发应该在降主动脉或腹主动脉上部进行。然而需要特别注意某些情况。例如，在严重心功能衰竭的情况下，由于对比剂经过全身动脉树的速度变慢，需要手动触发采集。或者，在这些患者中进行对比剂团注测试以根据患者的生理状况选择

适当的触发延迟。如果患者已确诊夹层或临床上高度怀疑夹层，技师或放射科医生应该准备手动触发扫描，以防 ROI 被不经意地放置到假腔中。

CT 扫描过程中，在数据采集和对比剂注射早期需要屏气的阶段（也就是右心或肺动脉成像），需要特别注意对患者的指导和扫描。当患者人为地做 Valsalva 动作时，会在对比剂注射过程出现一些值得注意的生理变化。瓦尔萨尔瓦动作开始吸气时，胸腔内负压使得更多静脉血从上腔静脉 (superior vena cava, SVC) 和下腔静脉 (inferior vena cava, IVC) 回到右心。这一反应使得肺动脉树充满了稀释的对比剂，并使最初在肺循环的对比剂到达左心室和循环系统。瓦尔萨尔瓦动作的吸气相过后，患者已经竭尽全力。此后胸腔内压增加，腋动脉和锁骨下动脉到 SVC 的血液流动受阻。这一系列的生理变化导致肺动脉血管图像上出现特征性的表现，表现为全身动脉产生适当的对比度，肺动脉对比受到限制，对比剂停留在静脉系统的胸腔外段（图 4A-11-3）。注射对比剂之前观察至少一个吸气周期通常是有用的，这样可以决定患者是否需要进一步指导。如此便足以指导患者仅仅暂停呼吸或者进行浅呼吸，而不是会产生瓦尔萨尔瓦动作的深呼吸。

(A)

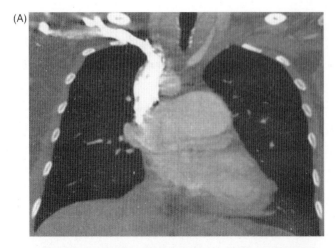

(B)

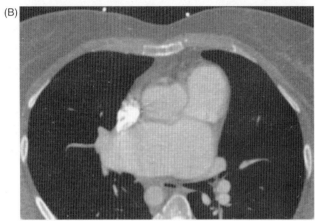

图 4A-11-3 另一患者的冠状面 CT 图像 (A) 和轴位 CT 图像 (B),可见上腔静脉和锁骨下静脉明显强化,肺动脉轻度强化,动脉系统中度强化。这是 Valsalva 式吸气所引起的典型的表现。

正确答案:3

伪影 12

患者,男,64 岁,患有顽固性房颤,用 CT 图像定位行肺静脉切除术(图 4A-12-1)。进行检查时患者出现房颤,心率在 50~110 次/分之间波动。在室性早搏的情况下,由于利用不同心动周期相位的数据进行图像重建,图像上特征性的模糊伪影会很明显(图 4A-12-2)。

对心率不规则的患者进行心脏 CT 扫描:

(1)该检查不可能具有诊断意义。

(2)伪影可以被移动到不同部位但不能完全消除。

(3)前瞻性触发能消除所有伪影。

(4)增加回顾性门控的采集螺距有助于最大限度减少伪影。

进行重建时,利用相位校正和其他的心电图编辑技术仔细地调整心脏同步,常能从不规则心律患者的心电门控检查中获得诊断信息。尽管缺乏重叠数据而限制了后处理方法的选择,但前瞻性检查同样受到心动周期长度变化问题的影响。尽管心律不规则的患者心率可间歇性地增加到超过 100 次/分,但此时一般不应该增加采集螺距,因为后处理时这些数据非常有用。

与快且不规律的心率有关的典型模糊伪影是由于心脏结构的运动速度超过扫描仪的时间分辨力所致。其中一个例子是右冠状动脉(right coronary artery,RCA)在收缩时成像会产生模糊。阶梯状伪影通常起因于运动(见

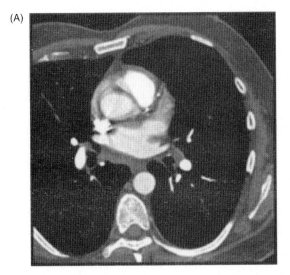
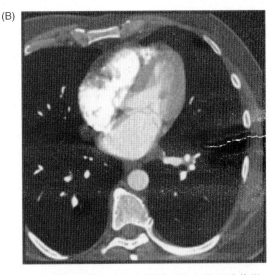

图 4A-12-1　右心室(A)和左心室(B)流出道的冠状动脉 CTA 的轴位图像上可见多个层面的心脏运动伪影。沿着左心房后壁的运动伪影不明显,所在心脏位置相对固定。

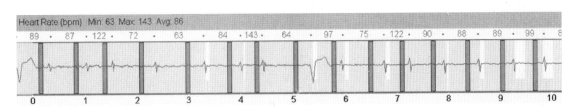

图 4A-12-2　心电图上可见不规则的节律,同时数据采集过程中发生两次室性期前收缩(premature ventricular contraction,PVC)。

伪影 2)或者图像重建时使用不正确的心脏相位数据。后者通常是心率变化的结果,由于它引起了舒张期和收缩期的不正确分配。

心率变化同样对剂量减低技术有不利影响,而且图像质量大打折扣。一般而言,快速心律失常(例如,心房扑动、快速房颤、室颤、室性心动过速)患者,不论心律失常起源于什么部位,都应该避免进行 CT 成像,这是因为随着心脏不规则性增加和心率增加,检查结果无诊断意义的风险也会提高。通过对缓慢型房颤、游走性节律、交界性逸搏心律进行成像可以回答具体的临床问题,例如,肺静脉解剖或者整体心脏功能。尽管一些冠状动脉段的非诊断性成像比较典型,但进行诊断性冠脉造影更具挑战性,为了提供多层重建和评估,使用回顾性心电门控是必要的。

即使正确地使用心电图编辑技术,模糊和阶梯状伪影通常只会从扫描的一部分移动到另一部分而不会消失。在理想的情况下,这些伪影能够移动到兴趣扫描区域外,仍能提供诊断性评价。除了使用不正确的时相外,在进行同步心电图编辑时出现了另一个问题,即由于不规则心律产生数据缺失。这些因素使得相应的扫描部位失去诊断价值。图 4A-12-3 展示了在房颤控制了心率的患者身上试图去除与室性早搏相关的同步。这一技术可能会导致大范围的数据缺失,而重建算法可将缺失数据的之前部分和之后部分平均以进行补偿。这将导致扫描中出现非诊断性部分。在图 4-12-4 同样可见。

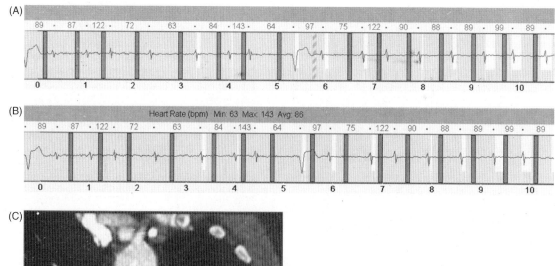

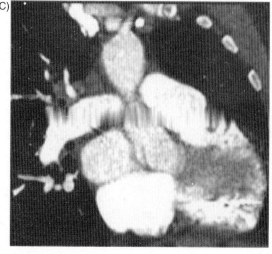

图 4A-12-3 心脏 CTA 所得的心电图追踪 (A)可见两次室性早搏,第一次发生在图像采集之前,第二次发生在图像采集过程的中间时刻。通过去除与室性早搏有关的同步进行同步修改(B)造成相当大范围的数据缺失。合成图像(C)是对将数据缺失之前部分和之后部分数据进行内插的结果。

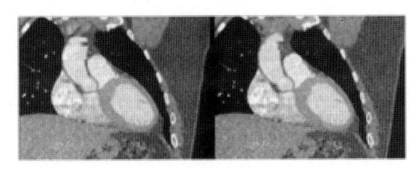

图 4A-12-4　不同患者的冠状面图像(左)显示,扫描的多个水平面出现与患者心律不齐相关的伪影。心电图后期编辑的冠状面图像(右)显示伪影怎样从扫描的一个区域移动到另一个区域。在大多数情况下,这些伪影不能被完全消除。

正确答案:2

(郭焯欣　周沛萱　王骏　刘丹木　吴虹桥　宋宏伟　译)

第 **5** 章 神经系统CT伪影

Alexander C. Mamourian

伪影 1

患者,25 岁,在骑自行车时没有戴头盔,撞上了一扇敞开的车门。这里提供了他的一份 5mm 层厚的轴位 CT 扫描图像(图 5A-1-1)以及一份侧位平片(图 5A-1-2)。是什么原因导致定位像上能清楚地显示骨折线(箭头所示),而在 CT 片上却难以观察到?

(1)不存在骨折;黑线反映的是固定头颅的支架上的折痕。

(2)CT 扫描的容积均化伪影使骨折线难以被观察到。

(3)骨折在轴位扫描的同一平面上。

在横断面 CT 扫描中,组织的衰减表现为分布在每个图像元素(称为像素)上的灰影。

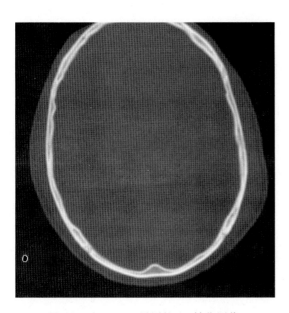

图 5A-1-1　5mm 层厚的 CT 轴位图像。

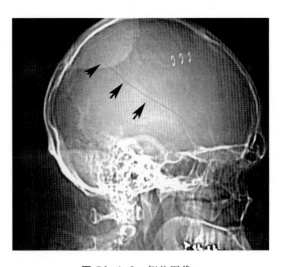

图 5A-1-2　侧位图像。

像素是图像最小的组成单位,也称量子成像。像素的大小和矩阵的尺寸成负相关,在同一观察野上,矩阵越大,像素越小。

在早期的扫描机中,80×80 大小的矩阵限制了对图像处理的需求,而在现代扫描仪中,则运用了 512×512 的矩阵大小。运用这个矩阵和常规的观察野,大多数颅脑扫描的像素尺寸每一边约为 0.5mm。

分配在每个像素的衰减值代表了所有组织在三维空间元素(称作体素)中的平均衰减值。想象这样一幅画面:鞋盒靠墙堆积,每个盒子的末端都贴有盒内物品信息的标签,并面向房子的中心摆放。在这个例子中,标签上的信息可能是鞋子的尺寸和款式,但对于 CT 扫描来说,是盒子内部组织净衰减的信息。像素的大小反映了盒子末端的尺寸,而盒子的深度和体素的大小则由层厚决定。

考虑到小像素用于组成图像,很自然,相似的体素中包含的组织信息也一定是相同的。但切记像素仅仅描述了盒子的末端,所以如果再考虑体素的深度,图像的信息很可能包含了不均匀的混合物。

由于每个灰影(相关体素内平均的衰减量)只能分配在一个体素上,所以一旦线状骨折的低衰减被邻近皮质骨的高衰减均化,骨折线就会被掩盖。成像的体素均化容积效应与液体稀释现象类似。一滴食用色素在滴入泳池中会很快消散不见,而滴入一杯水中,则可看到。同样的道理,微小结构会因为其衰减被周围组织均化而消失在大尺寸的体素中。当我们用薄层重建数据时,能更好地展现细节,因此比起使用 5mm 层厚(图 5A-1-1),在 1.25mm 层厚(图 5A-1-3)中,线形骨折则更明显。因为在薄层片上,骨折线占据了较大的体素空间,也就是说,低衰减的骨折没有被

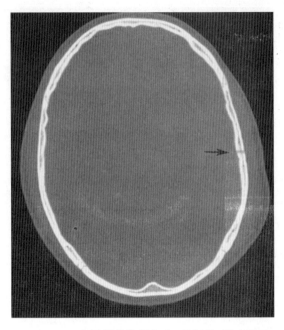

图 5A-1-3　在同样的数据集中,骨折线(箭头所示)在 1.25mm 层厚中比在 5mm 层厚(图 5A-1-1)中更明显。

完全"稀释"。

这种容积均化效应在另外两个患者身上也同样明显,其中一个患者为无移位性骨折(图 5A-1-4),另一患者为移位性骨折(图 5A-1-5)。但薄层的优点不局限在骨折的图像上。细小结构在容积均化时容易模糊,而通过薄层可获得更好的成像。需要注意的是,薄层会导致图像有较低的信噪比,如果不使用足够的射线剂量以维持图像质量,可能图像的细节容易模糊。

尽管上述 3 个例子都描述了容积均化导致图像的"假阴性",但是对于正常扫描因为容积均化被诊断为病变的现象仍然很常见。这常发生在正常颅脑接近颅底的骨骼部分。注意这些邻近眶顶和颞骨岩部的结构,别把这些伪影误认为出血(图 5A-1-6)。

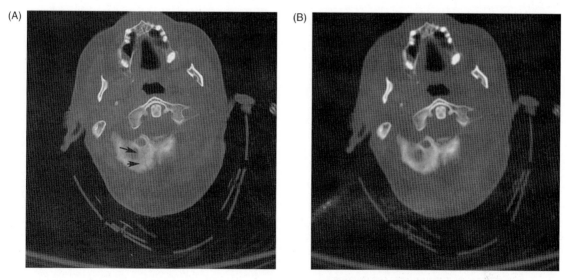

图 5A-1-4 颅底线形骨折(箭头所示)在 1.25mm 厚的重建(A)中比在 4.5mm 重建(B)中更明显。

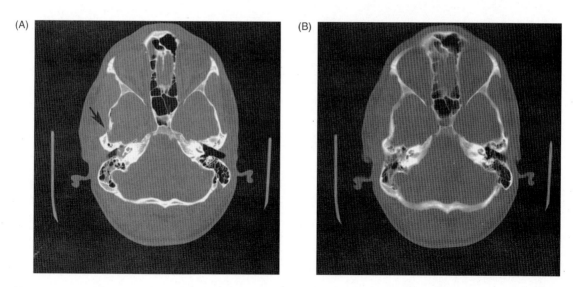

图 5A-1-5 比起 5mm 层厚扫描(B),在 1.25mm 层厚扫描(A)中,不仅能更容易识别出凹陷性颅骨骨折(箭头所示),而且相关的颅腔积气也更明显。低衰减的小气泡如果在较小的体素中占据了较大的部分,则会更容易地显像,而且不再会像在 5mm 层厚重建中一样,被邻近的高衰减骨组织容积均化。

(A)

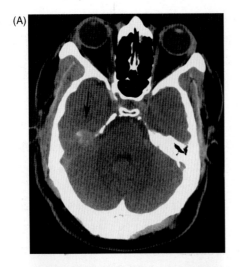

(B)

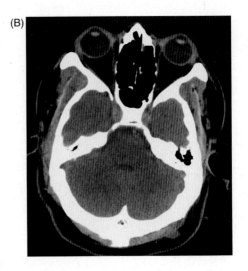

(C)

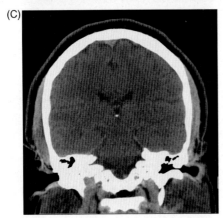

图 5A-1-6　在这个 4.5mm 层厚的轴位成像(A)中，在右下颞有一中等密度衰减影(箭头所示)，提示出血。这种现象出现在下面的图片上，提示了观片者这个可能是低衰减的脑组织在高衰减的颞骨岩嵴上，由容积均化导致的伪影(B)。可从冠状面重建像中证明，相应的脑组织中并没有出现实质性出血或中轴外的出血(C)。

正确答案:2

伪影 2

如图 5A-2-1 所示高衰减影（箭头所示）是蛛网膜下隙出血，而不是脑组织出血。

(1)正确。

(2)错误。

(3)不能确定。

如果你的回答是 3，你如何解释呢？

这个高衰减影是由于在水平裂蛛网膜下隙出血，脑组织周围容积均化。如果你对血液系统的解剖空间不清楚，冠状面重建图像将有一定的价值。当遇到损伤时，你常会看一下冠状位图像(图 5A-2-2)，因为在轴位成像上，较难发现一些出血灶。在此例中，这条线状影与对侧宽的水平裂的形状很接近，由此证明了是脑组织外的出血，而并非是组织内的。

如果在 CT 扫描中使用窄的探测器准直，所得到的数据集能用来创建出另一些层面的高质量重建图像。实际上，出血灶在解剖部位上的错误识别是很常见的，尤以在颅后窝为甚。在第二个例子中，如图 5A-2-3，均匀的出血灶会再次让你认为它发生在蛛网膜下隙，但实际上它却发生在小脑软组织内（图 5A-2-4）。如果你仔细地观察图像，患者左侧的邻近低衰减水肿会告诉你出血的正确部位。

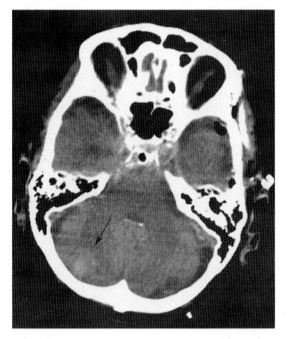

图 5A-2-1 这是一幅螺距为 1、探测器准直为 0.625 的颅脑螺旋 CT 图像。在这幅 5mm 层厚的重建图像中，有一个不对称的高衰减影在右侧小脑(箭头所示)。

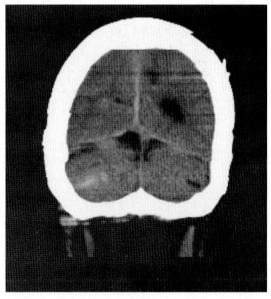

图 5A-2-2 这幅冠状面重建图像上有一个线形的出血区，指明了其处于蛛网膜下隙。

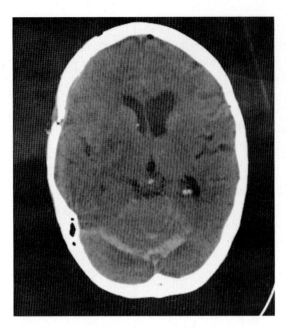

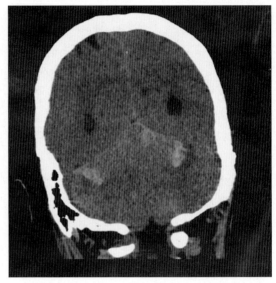

图 5A-2-4 图 5A-2-3 的冠状面重建图像。

图 5A-2-3 颅脑手术后远端小脑出血常被错误地认为是蛛网膜下隙出血。出血的部位可通过其冠状面重建图像上的表现来确定(图 5A-2-4)。注意患者左侧小脑旁的低衰减影为出血灶。

正确答案:3

伪影 3

这张定位片显示颅骨骨折（图 5A-3-1，箭头所示），但很难发现。螺旋轴位 CT 扫描薄层骨窗图像上骨折已被自上而下覆盖（图 5A-3-2）。你认为这是由于：

(1) 移动的模糊。

(2) 容积均化。

(3) 骨折在平面内。

(4) 血管沟。

仅就一个层面而言，患者右侧的颅骨衰减值比上下层面低（图 5A-3-3，箭头所示），且在轴位层面上几乎无法识别。当然，低密度影代表了骨折，但由于骨折线和断面在同一层面上，所以它们几乎全被包含在同一薄层内。由于在有相同数据的矢状位重建图像上（如图 5A-3-4），它的低衰减与两侧正常的高衰减骨密质有明显的对比，所以能更好地观察到骨折。

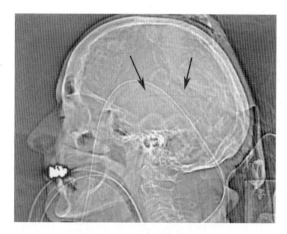

图 5A-3-1　头颅创伤的定位片。

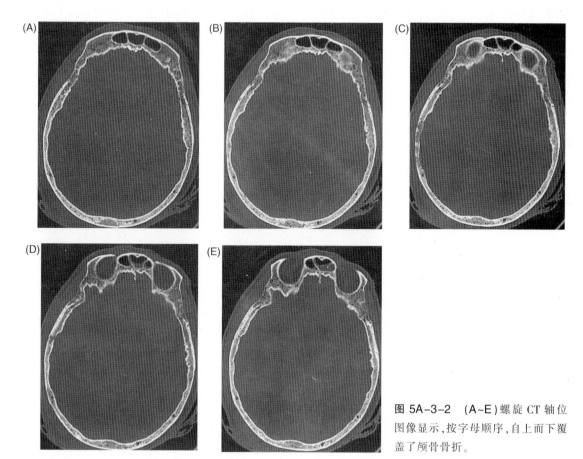

图 5A-3-2　(A~E) 螺旋 CT 轴位图像显示，按字母顺序，自上而下覆盖了颅骨骨折。

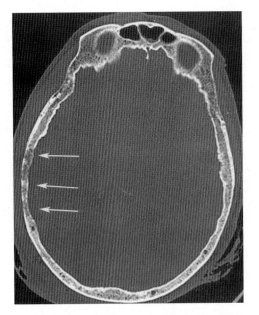

图 5A-3-3 这是图 5A-3-2 中的图像 C。由于骨折在图像平面内(箭头所示)，几乎察觉不到的颅骨衰减变化。

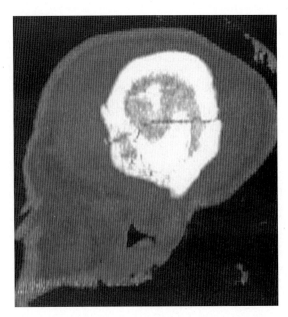

图 5A-3-4 图 5A-3-2 轴位图像的矢状面重建显示很好，使骨折的线状阴影与周围骨密质形成对比。

正确答案：3

伪影 4

患者,男,29 岁,在遭遇袭击 48 小时后被送入了急诊室,伴有视力模糊和严重头痛。图 5A-4-1 和图 5A-4-2 中显示:

(1)患者移动。

(2)颧弓骨折。

(3)骨折和患者移动。

这几幅图像显示在 CT 扫描获取图像时,患者移动易被误诊为骨折。此例中,移动形成了一个在右侧颧弓上明显的不连续影子。当观察 CT 扫描时,重要的是要注意采集的旋转时间,尽管时间短,但不代表它与传统 X 线一样是快速成像的。尽管在过去 10 年间,CT 扫描时间在不断缩短,但 CT 图像的时间成分仍需要大家注意。

CT 扫描前定位像在这方面特别有欺骗性,因为它的原理很像传统 X 线,但又不像传统 X 线获取图像仅需毫秒,它需要 4~6s 的时间产生图像。定位像中机架,利用窄 X 线束使患者在移动的床面上通过探测器,一条线接一条线地构建图像。由于在微小的时间变化中从上而下采集定位像,所以患者在采集期间的任何移动都会影响数据线的显示。患者在定位像扫描期间移动导致的图像扭曲,这让我想起在新泽西阿斯伯里公园木板路上的欢乐屋中第一次看见哈哈镜的情景。一些定位像可能看起来很奇怪,但如果记住定位像是怎样产生的,你就不会被误导了(图 5A-4-3 和图 5A-4-4)。

移动对 CT 图像的影响在轴位像上可能显而易见,但如在另一个平面上观察那些图像时,在重建图像上明显显示对线不良,这就更棘手了。仔细观察,我们能在源图像上发现有移动的证据,因此无论何时你在重建图像上看到异常线影时,都需考虑使用轴位检验(图 5A-4-5)。

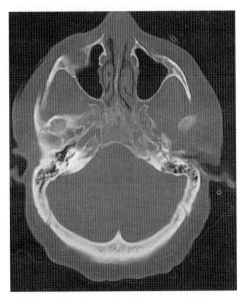

图 5A-4-1 患者头部遭袭击后的 CT 扫描。

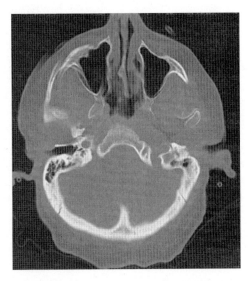

图 5A-4-2 与图 5A-4-1 相邻的层面。

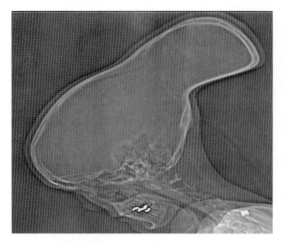

图 5A-4-3　定位像的移动伪影。

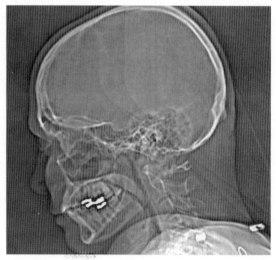

图 5A-4-4　与图 5A-4-3 为同一个患者，在数分钟后拍摄的定位像。移动能扭曲定位像内的空间关系，因为这是通过可移式床架穿过 X 线管旋转的机架移动患者来采集线对，而不像传统 X 线仅需一次亚秒级曝光。

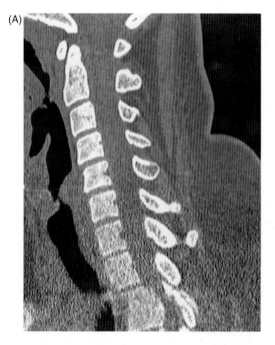

(A)

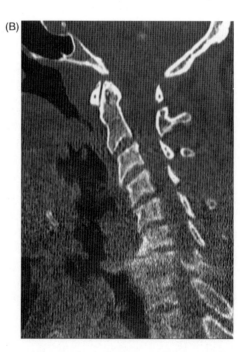

(B)

图 5A-4-5　这两幅矢状位重建图像(A 和 B)显示的脊柱变形会被误诊为外伤。而检查轴位图像对认识移动效应在重建图像上产生模糊是有所帮助的。(待续)

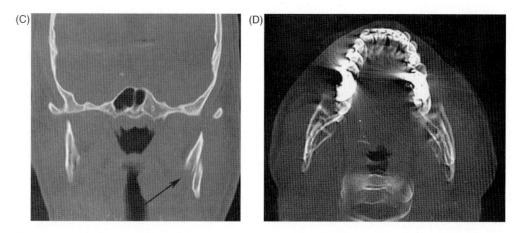

图 5A-4-5(续) 例如,在冠状位重建图像上看到下颌骨有骨折(C,箭头所示),相关的轴位扫描能清晰显示移动的影响(D)。

正确答案:1

伪影 5

　　该患者行颅骨切除术来移除右侧大部分的头盖骨，以防止严重头部外伤之后的脑疝。在 CT 扫描中，在顶骨的位置见一接近圆形结构（图 5A-5-1），疑似外科手术有异物存留。你想知道它是不是：

　　（1）锥形束伪影。

　　（2）部分容积伪影。

　　（3）探测器校准错误。

　　（4）移动伪影。

　　这种司空见惯的 CT 环形伪影会被误认为病变，因为它在扫描的正常结构中的衰减仅有轻微的增长或下降。在一个回顾性的研究中发现了这种伪影，因此对几个患者持续行磁共振（magnetic resonance，MR）成像，并对其中一个疑似肺结核的患者进行持续治疗。这

个伪影是由一个故障的或失准的探测器所致。它与因螺旋重建而引起的伪影区分开，后者在曲面上非常明显，例如颅骨顶部（图5A-5-2）。这种伪影有典型的"风车"或"涡流"表现，不像在图 5A-5-1 看到的完整的环形伪影。

　　风车伪影可通过探测器准直、线束准直和改变螺距减到最小化，当然也可通过选择轴位成像代替螺旋模式完全消除（图 5A-5-3）。实际上，这是在体部成像机转变成螺旋扫描很久之后，许多成像人员采用轴位模式进行颅脑成像的基本原因。由于高质量的重建，大多数部位现在转换成螺旋进行所有成像，由于采用了窄探测器准直扫描，这种伪影更少见了。

　　这种环形伪影在轴位扫描上似乎是相当明确的，但像移动伪影出现在重建图像上（图5A-5-4）时则要更具难度。

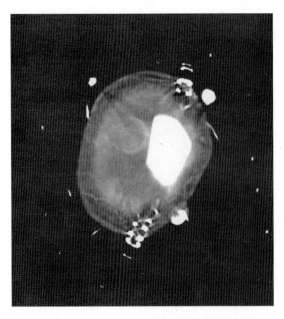

图 5A-5-1　行颅骨切除术患者的轴位 CT 图像。

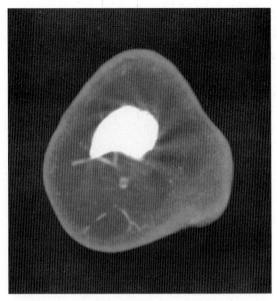

图 5A-5-2　在这幅颅脑螺旋扫描的图像上，可见颅顶有白色和黑色的辐射状伪影。这是螺旋模式获得的数据重建的伪影。

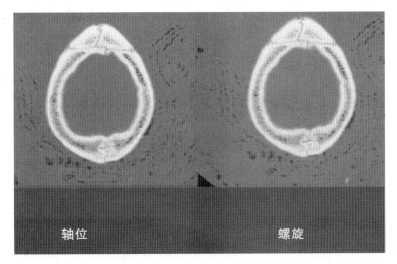

图 5A-5-3　对这个干的头盖骨要用 64 排探测扫描仪采用薄探测器准直及小螺距分别进行轴位成像(左图)和螺旋技术成像(右图)。这两幅图像确实没有差异,当选择使用薄的探测器准直代替轴位扫描时,在实践中头颅扫描不会出现明显退化。

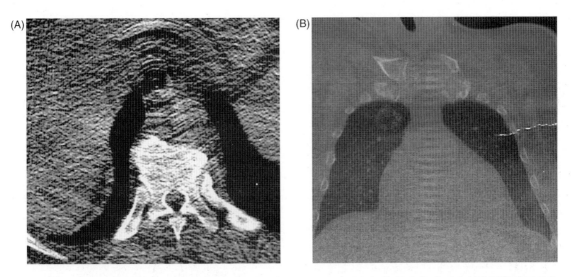

图 5A-5-4　在轴位胸椎检查中(A)不难识别出环形伪影。这些层面进行冠状面重建,由于多轴位影像上可见的伪影现在被堆积起来,出现很少见的"灯芯绒"和"拉链"现象(B)。

正确答案:3

伪影 6

患者，50 岁，使用华法林，在看他儿子打球时被棒球击中头部之后，呈现出顽固性头痛 3 周。在患者的 CT 扫描可见一些东西图 5A-6-1 和图 5A-6-2，箭头所示，它们是：

(1) 慢性硬膜下出血。

(2) 射线硬化伪影。

(3) 硬膜下积脓。

(4) 陈旧的梗死灶。

此病例中，沿头颅骨的低衰减带是射线硬化产生的伪影。这个被一些人错误地用来解释 CT 扫描上的所有条纹或伪影的术语，应该用于描述低能 X 线束穿过人体时不成比例的损耗造成的伪影状低衰减。对于这种纹理，不应使用"条纹伪影"这一术语表述，因为它无法表达这种伪影产生的原因，而仅仅只能描述其在图像上的表现。这就像用"黑暗伪影"而非"磁化率伪影"来描述，在血液梯度回波 MR 图像中信号丢失，或者把 MR 流入效应造成的血管中高信号表述成"明亮伪影"一样。

要理解 CT 射线硬化的概念，首先你必须认识到，CT 射线为多能谱 X 线组成，而不是单能 X 线。有时说 CT 扫描采用 120kV 的 X 线束，这指的只是提供给球管的峰电压（X 线峰能量）。使用该电压产生的 X 线束包含着许多单个 X 线，其平均能量为 50keV（千电子伏特），低于峰值能量（120keV）的一半。

到达探测器的 X 线量能直接反映介于它与 X 线源之间组织的能量衰减，但这只有在 X 线束由单一能量的光子组成时才会实现。因为线束由一系列能量组成，低能量 X 线容易因散射和吸收而损耗，实际上随着 X 线穿过组织，线束的平均能量增加。高能 X 线不成比例地抵达探测器，但是探测器并不能辨别它们的能量，能辨别出来的仅仅是它们的数量而已。由于穿过组织的 X 线量超过了根据组织厚度所判定的 X 线量，图像重建算法必须分配到一个更低的衰减来计算这些意料之外的 X 线。例如，沿着头颅骨凹陷处低能 X 线在皮质骨中全部或大部分丢失，但重建中对沿线其他组织分配到非常低的衰减值，以解

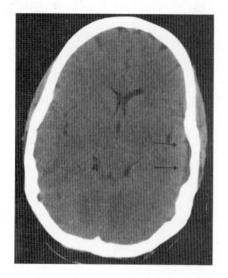

图 5A-6-1　遭受小的头部创伤后行华法林治疗的患者图像。

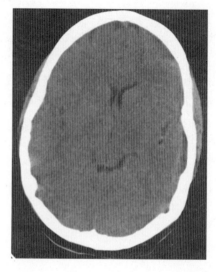

图 5A-6-2　与图 5A-6-1 是同一位患者的图像。

释为何有如此多的 X 线到达探测器（尽管是高能 X 线）。

　　射线硬化的影响可能会更微妙，因此在其他环境有更多的问题。例如，如果你测量空蝶鞍中脑脊液（cerebrospinal fluid,CSF）的衰减，你可以发现有一个意外的低衰减——低于水，甚至能计算出一个与脂肪相似的衰减，也就是在-70HU 左右。那是因为空蝶鞍周围的骨导致明显的射线硬化，由于太多高能射线仍能到达探测器，这导致扫描重建，为 CSF 计算了一个低衰减伪影值。

　　这种影响不是采集骨骼造成的射线硬化，甚至在大的同种组织，如肝脏以及液体采集时也有。那就是为什么这个也被称为"杯状"伪影，因为同种组织的中心部分比边缘将出现低的衰减。如在 CT 扫描仪重建软件中使用校正参数，这种影响在一定程度上可校正，但在脑桥（图 5A-6-3）和枕叶（图 5A-6-4）的头部扫描中仍很常见。

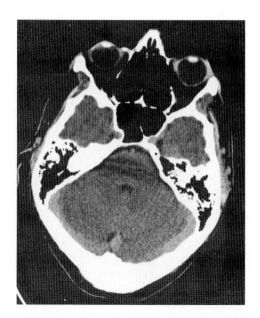

图 5A-6-3　在这幅图像上，在颞骨岩部层面，低衰减带延伸穿过脑桥，这个代表了另一种射线硬化的表现，归咎于致密岩骨。

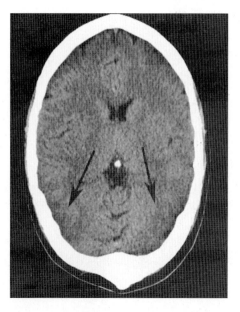

图 5A-6-4　通过枕叶的这幅图显示，在那些叶的皮层中低衰减伪影（箭头所示）类似梗死。在这个案例中，射线硬化伪影归咎于枕骨的厚骨骼。

正确答案:2

伪影 7

患者，18 岁，10 天前被子弹射中了头部，子弹周围有许多非常低的密度区，测出的密度值是–700HU，这些黑色区域代表：

(1)穿透伤造成的颅腔积气。

(2)射线硬化。

(3)光子缺失。

(4)螺旋重建伪影。

图 5A–6–1 CT 显示 CT 扫描低衰减伪影归咎于射线硬化。在图 5A–7–1 中，子弹中的铅不只是改变 X 线束能量的组成，它阻挡了几乎所有到达探测器的 X 线。因为铅有这个特性，故它常用来屏蔽放射科 X 线检查室。由于没有足够的数据为重建算法提供子弹附近的精确值，这些白色与黑色条纹的出现是错误数据的结果。这个伪影也被称为金属伪影，

但"光子缺失"或阴影的提法更说明了这种伪影产生的依据(图 5A–7–2)。光子缺失是 CTA 不能被用来随访有动脉瘤弹簧圈栓塞的患者的原因。由于弹簧圈中的白金有与铅相似的原子序数，它产生了 X 线阴影，采用硬件和软件都难以纠正。

扫描仪技术调整和重建软件都可使这个问题得以缓解。高能 X 线更能穿过那些相对低原子序数的金属，比如铝和钛。例如，用 140kVp 代替 120kVp，你应该发现 CTA 将在钛动脉瘤夹的区域，获得适当的脑血管成像(图 5A–7–3)。

大多数产品都提供可减少金属伪影的重建技术，迭代重建能为抑制金属伪影提供一定的保证。初步结果也显示，采用双能量扫描和专门的软件，可得到虚拟高能 X 线图像，早期测试显示，虚拟高能 X 线图像能够大幅减少金属伪影。

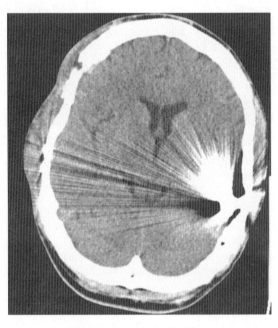

图 5A–7–1　颅脑射击伤。

(A) 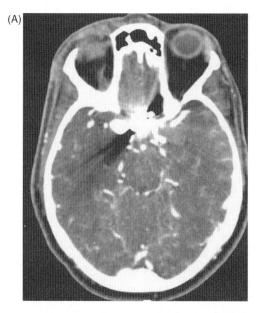 (B)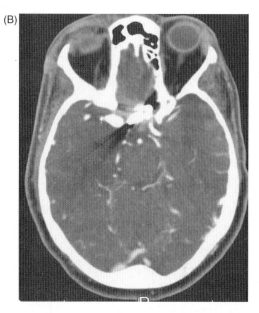

图 5A-7-2 这组图像来自于一个患者颅脑的双能双源 CTA,他先前有一动脉瘤行外科手术,留有钴合金夹。与 140kVp 球管的重建图像(B)相比,80kVp 的球管探测器的重建图像(A)上由夹子引起的伪影变大。这是因为来自 80kVp 球管的 X 线平均能量更低,更容易受金属夹衰减。因此,低球管能量可供重建的信息更少,伪影也更大。这就解释了为什么当遇到比元素周期表中的铅低的金属如钛时,140kVp 是优先选项。

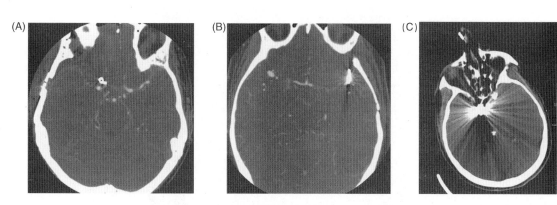

图 5A-7-3 3 位患者分别在动脉瘤上装有钛夹(A)、铝合金夹(B)、铂线圈(C),观察由图 A 至 C 的 CT 扫描图像中,光子缺失伪影如何逐渐变得明显。

正确答案:3

伪影 8

有明显的垂直暗条纹覆盖患者小脑部位（图 5A-8-1），这是由于：

(1)在相位编码方向上移动。

(2)牙齿银汞合金。

(3)射线硬化伪影。

当采用螺旋模式扫描时，许多多排探测器扫描仪、所有宽阵列的多排探测器扫描仪以及大多数双源扫描仪不允许 CT 扫描仪相对于患者倾斜机架——这曾是一个常规的做法。但颅脑 CT 图像历来会相对于患者检查床倾斜一定角度来采集和显示（见下文"伪影 9"）。为了以我们熟悉的方式显示图像，无角度扫描数据可以传统的角度重建是有一定道理的，因为这样便于大多数成像机观察解剖结构，并且有利于与其他 CT 扫描图像相比较。但这种成角后处理方式会引出新的问题，因为此时重建平面与图像采集平面相分离。另外，重建的小脑图像常会过度显示本可在通常角度下被排除的由牙科硬件造成的严重金属伪影。

通常，用此法观察 CT 图像，伪影远离源点出现。如果没有源点图像，伪影可能会很难进行辨认（图 5A-8-2 和图 5A-8-3）。

另一些常见的伪影，例如通常易于辨认的高密度骨间形成的射线硬化伪影在重建中也可能会难以辨认（图 5A-8-4）。

因此，尽管重建是合理判读 CT 扫描所需的，但必须检查所获取平面中的任何异常（图 5A-8-5）。

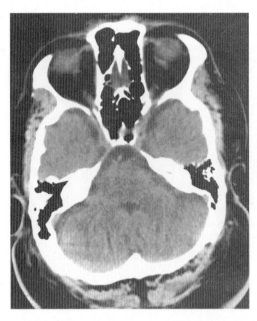

图 5A-8-1　颅后窝伪影。

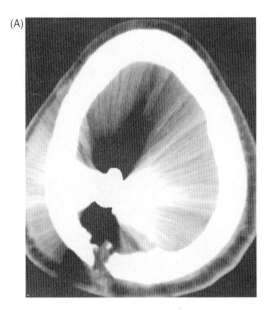
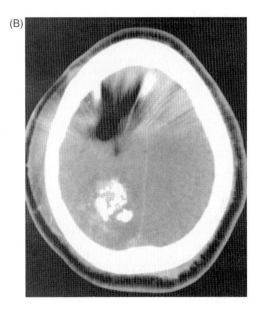

图 5A-8-2 一位颅脑中弹的患者无角度轴位扫描 CT 图像(A),易于识别被铅弹阻挡的 X 线所产生的十分明显的伪影。当扫描数据以的传统的 CT 角度重建和显示时(B),伪影现在投影到不同的层面,原来所见的伪影不明显。

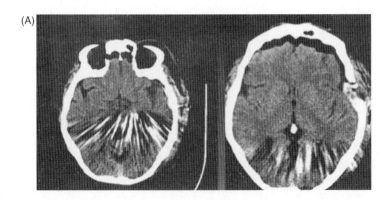

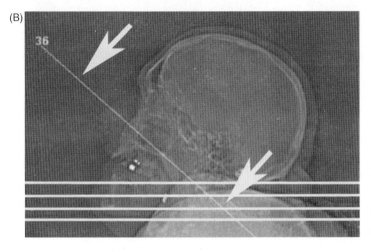

图 5A-8-3 这些轴位扫描图像(A)以传统的 CT 角度重建(B,箭头所示),但(B)四条横线表明扫描是无角度进行的。

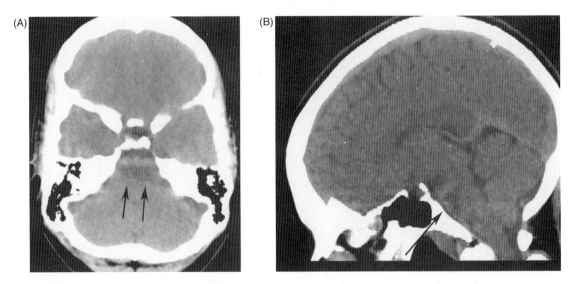

图 5A–8–4　轴位 CT 扫描图像显示两侧颞骨间低线束硬化衰减伪影(**A**,箭头所示),也称亨氏伪影,尽管此伪影并不是他造成的。当以矢状面重建这些轴位图像(**B**,箭头所示)时,此伪影易被误诊为脑桥脑软化。

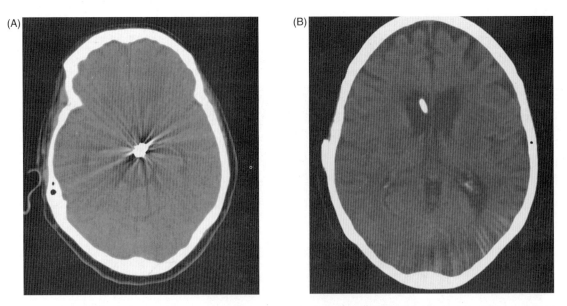

图 5A–8–5　患者扫描无倾斜角度(**A**),有非常醒目的金属伪影,为来自基底动脉顶端动脉瘤的弹簧圈。当采用传统显示角度重建图像,铂弹簧圈引起的光子不足,伪影出现在意外的位置上(**B**)。

正确答案:2

伪影 9

患者,男,81 岁,在之前的检查中"排除脑梗死",现 CT 图像示右额叶白质见异常低衰减(图 5A-9-1)。由于没有出现肿块的影响,无法确诊是新发还是陈旧的梗死灶。患者一年前的 MRI 回顾阅片发现一相似病灶,但其位于更靠后的位置上(图 5A-9-1)。你认为:

(1)两者并非相同病灶,有新发梗死。

(2)不能确定,建议行 MRI 弥散成像。

(3)非常肯定两者为相同病灶。

最初是以颅脑轴位 MRI 垂直于检查床的长轴的方式来获取的,而 CT 图像却以一定角度沿着听眦线扫描。事实上这些方式反映了早期硬件各自的局限性。尽管如今 MRI 可通过操纵梯度场以任何角度获得图像,而早期的扫描仪只能直接进行轴位扫描。CT 的出现早于 MRI,早期的颅脑扫描与检查床成角度是为了减少覆盖颅脑所需层数。在早期扫描每层需要花 5min 的时候,这是一个重要的措施。但随着扫描速度的加快,仍继续以此角度扫描的原因是,当把眼睛排除在扫描之外时,可大量减少晶状体剂量。

CT 和 MRI 颅脑扫描取层角度的不同常导致两者图像在比较时不匹配。虽然这种不匹配在显示像松果体、第三脑室这样的中央结构时差异很小,但在像中央核这样的外周颅脑结构时却差异很大。例如,由于扫描角度不同,常出现相同病变在 MRI 报告中被描述为位于顶叶而在 CT 报告中被描述为位于额叶的状况。一些作者建议把 MR 扫描角度改成与 CT 相同,但由于大探测器 CT 扫描仪在扫描中不能提供任何倾斜角度,所以这个问题又兜了回来。

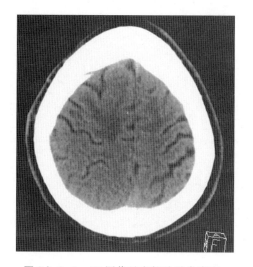

图 5A-9-1　CT 图像见右额叶异常病变。

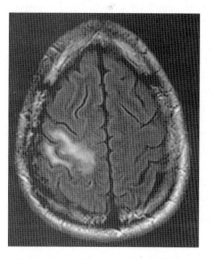

图 5A-9-2　图 5A-9-1 患者的 MRI。

正确答案:3

(程阳乐　张钰　王玉琴　王骏　刘丹木　吴虹桥　宋宏伟　译)

第**6**章　神经系统CT误区

Alexander C. Mamourian

误区 1

患者,男,44 岁,由于大面积头颅外伤入院， 从外院转入我院送急诊室 (emergency room,ER)前进行此扫描。你认为图像中异常低密度影显示(图 6P-1-1 和图 6P-1-2)：

(1)常表明穿过鼻窦或乳突气房的裂隙的蛛网膜下隙位置的气体。

(2)来自静脉注射逆流的静脉气体。

(3)来自长骨骨折的脂肪栓。

(4)覆盖在大脑表面的动脉气体。

这是阅读外伤 CT 图像时相当常见的情况。深思熟虑会使你在这些可能的情况中作

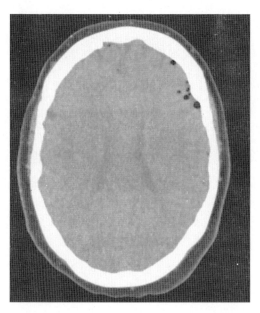

图 6P-1-1　大面积头颅外伤患者的 CT 图像。

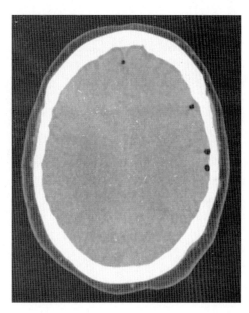

图 6P-1-2　图 6P-1-1 患者的 CT 图像。

出正确的选择。首先，应该确定这就是空气。你可通过骨窗片来证实这一点。如果是空气，即使你调整到任何窗宽和窗位，它都是黑色。无论如何，在这例发现的低密度影面积太大，因而不可能是脂肪栓。脂肪栓在那种疾病下是很难在 CT 片上显现出来的，而且在大多数情况下，脂肪栓的诊断是在同龄人群骨折后发生多发梗死之后才会发现（图 6P-1-3）。

动脉系统里出现空气非常罕见（图 6P-1-4），而且几乎都能看到患者体内出现移位的中心线，更罕见的是，在心区出现食管-动脉瘘。在图 6P-1-4 中，你能看出异常影像中气体标本的轮廓与大小是如何与蛛网膜下隙的气体（图 6P-1-1 和图 6P-1-5）区别的。由于气体是在血管内，故气体在动脉里面被迫变成曲线形，而蛛网膜下隙的气体则表现为又大又圆的气泡。

尽管颅内动脉出现气体是医疗急症，但在 CT 片中，静脉出现空气很常见，特别是有外伤时。这几乎都是在开始静脉注射液体时无意进入的气体反流的结果（图 6P-1-6）。注射时，无意往静脉注射气体是很常见的事情，但气体会很快就被清除掉，并且少量气体一般不会引起症状。这个发现在一些病例中很常见，例如那些需要进行复苏术的患者，静脉注射以及在紧急情况下进行交接时，由于疏忽而往静脉打进气体的可能性也增加。

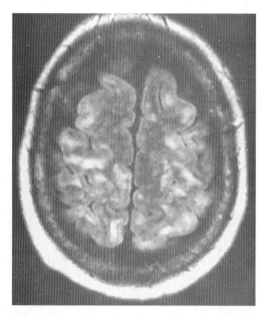

图 6P-1-3　MR 扫描显示两个半球都有无数脂肪栓所致的梗死。

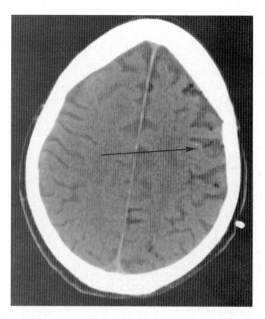

图 6P-1-4　轴位 CT 扫描显示来自中心线偏移的动脉内气体。注意：气体轮廓是线性而不是圆气泡，尽管乍一看它出现在蛛网膜下隙的位置（箭头所示）。

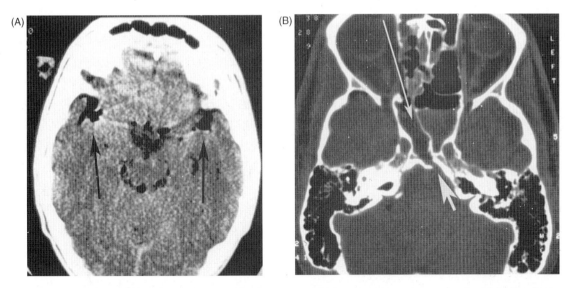

图 6P-1-5　患者为年轻运动员,其在为其他运动员扔出的标枪做标记时被标枪射中右眼。他两眼视觉正常,但却抱怨有严重头痛。他的 CT 扫描显示有大片的颅腔积气(A,箭头所示)。骨窗显示沿着标枪路径的骨折(B,长箭头所示)。这个病例的颅腔积气是由于蝶窦后壁骨折,从而使空气从蝶窦经硬脊膜的撕裂伤口进入蛛网膜下隙(B,短箭头所示)。

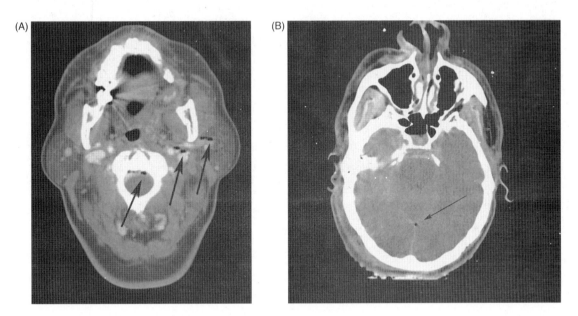

图 6P-1-6　轴位 CT 片(A,箭头所示)显示气体出现在椎管前方硬膜外的静脉中,同时也出现在颈部复杂的血管中,这是通过静脉注射进入血管的。轴位 CT 扫描(B,箭头所示)显示由相同原因导致的直窦里面的少量气体。不要误把医源性气体诊断为颅腔积气,而颅腔积气是由患者颅骨骨折或者穿透性创伤而引起的。

正确答案:1

误区 2

患者,女,80 岁,由于短暂的左臂和左腿虚弱无力被送到急诊室。通过头部 CT 扫描确诊或是梗死的结果或是由于出血所致(图 6P-2-1)。可看到一个低密度区, 不像是脑脊液(CSF,箭头所示),最有可能是:

(1)容积均化伪影。

(2)急性梗死。

(3)陈旧性梗死灶。

(4)脑瘤,因为皮质正常。

在 CT 扫描中容积均化(见伪影 1)是很常见的, 因为一个体素的衰减必须由一个相对应的像素的单一数值来表示。对于这个患者,其充满脑脊液的脑沟比较宽, 这是与年龄相关的脑萎缩所致, 脑沟中低衰减的脑脊液与高衰减的脑组织相混合, 使得它的体素的衰减值介于这两者之间。

这个常见的错误可通过仔细观察薄层数据重组或简单地回顾这些薄层来改正,因为薄层提供小体素造成容积均化变小(图 6P-2-2)。

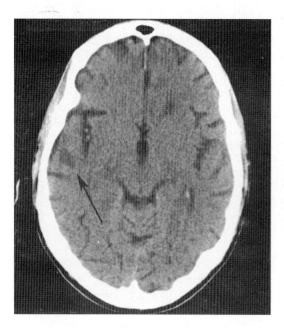

图 6P-2-1 头部 CT 扫描图,排除梗死。

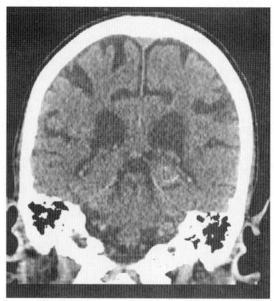

图 6P-2-2 这幅冠状位影像是由图 6P-2-1 所见的 CT 扫描使用薄层重建。它显示患者右侧宽大的脑沟相对应的低衰减比横断面显示更加明显。这个患者没有骨折,是正常颅脑与在宽大的脑沟里出现低衰减的脑脊液容积均化。

正确答案:1

误区 3

　　患者,女,25岁,就诊时主诉刚产生的头痛和视力变化。你能从她的 CT 扫描图像中看出什么异常吗(图 6P-3-1)?
　　(1)可以,它们显示出一个小的硬膜下血肿。
　　(2)不可以,这些图像显示正常。
　　(3)可以,患者脑内有一鞍状肿块。

　　你能第一眼看到图像就作出诊断吗? 在 CT 片上正确识别蝶鞍上还是颅底上肿块是非常困难的,因为解剖显示的是颅底的横断面,而在绝大多数情况下, 异常表现在垂直平面上更容易识别, 也就是冠状面和矢状面 (图 6P-3-2)。

　　轴位成像的另一个常见问题表现在这个恰里(Chiari)Ⅰ型先天畸形的例子中(图 6P-3-3)。为了通过 CT 图像来诊断,矢状位图像

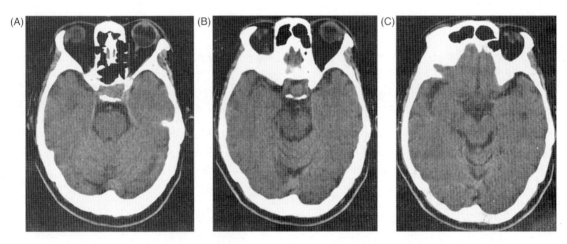

图 6P-3-1　25 岁女性患者的 CT 扫描图像。

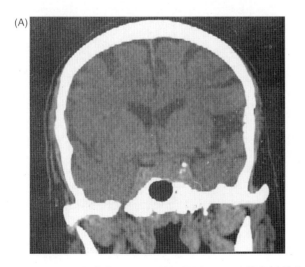
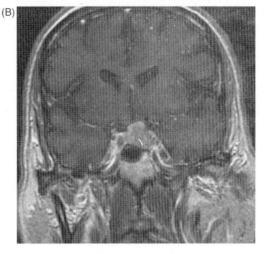

图 6P-3-2　冠状位显示(A)是根据图 6P-3-1 轴位同样的数据重建而成。它显示视交叉处的蝶鞍肿物,而那个肿物在其作为对照的冠状位 MR 扫描(B)上能较好地显示。这个发现跟垂体巨腺瘤的诊断相一致。

重建常常是必需的，由于枕骨大孔的影响，小脑扁桃体的影像受扫描角度的影响很大。图 6P-3-4 举例说明另外一个很容易被忽略的颅底异常。

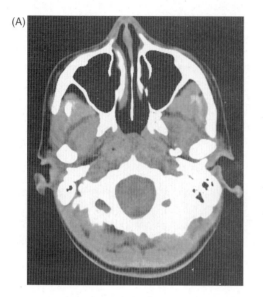
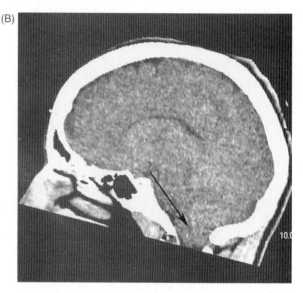

图 6P-3-3　轴位扫描（A）显示枕骨大孔水平的脑脊液（CSF）消失。然而，这个发现并不能作为作出恰里（Chiari）Ⅰ型畸形或颅内高压诊断的充分理由，因为只要图像是在不合理的角度下获取，这种现象也能出现在正常人中。薄层数据的正中矢状位重建图像（B）显示，小脑扁桃体在枕骨大孔下面较好地延伸着。

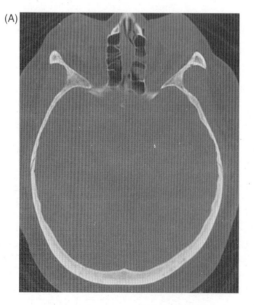
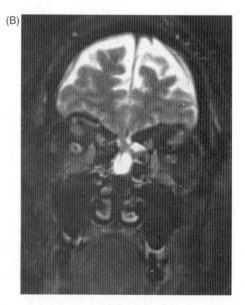

图 6P-3-4　这位有鼻肿块病史的患者轴位扫描图像（A）显示筛窦和上鼻腔区异常骨骼重塑。在冠状位 MR 扫描图像（B）上，颅脑下额叶出现在颅底平面以下；这个现象的出现跟前组筛骨的脑疝密切相关。

正确答案：3

误区 4

患者,男,25 岁,因从自行车摔下被送往急诊室。患者意识清楚,软组织无明显异常,神志清醒。然而,他的头颅 CT 扫描发现异常(图 6P-4-1)。颞叶右后方异常高密度影最可能说明:

(1)剪切出血灶。

(2)海绵状血管瘤。

(3)颞骨容积均化。

(4)线束硬化伪影。

由于 CT 图像仅仅是 X 线衰减的结果,对于图像具有极少特征的病变,常常无法对其本质作出明确的诊断。许多情况下,比如本例,区分出血和钙化就十分困难。

在这个外伤病例中,CT 扫描显示病变部位呈高密度影,容易诊断为出血。然而结合患者现病史可以看出,病灶不可能为急性出血。行 MRI 扫描,从图像可以判断该处病变是典型的海绵状血管瘤(图 6P-4-2)。

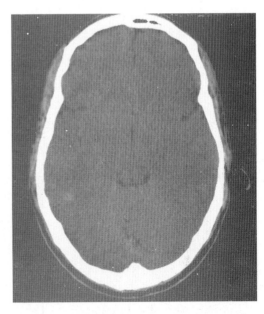

图 6P-4-1　颞叶右后方轴位 CT 图像表现异常。

尽管多发性海绵状血管瘤并不少见,但外伤后在 MRI 上出现单个的剪切出血灶不常见(图 6P-4-3 和图 6P-4-4)。

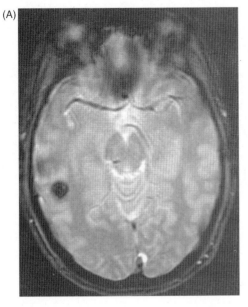

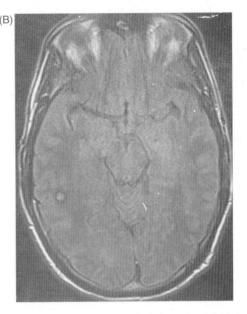

图 6P-4-2　在与图 6P-4-1 同一横断面,磁共振 15°翻转角梯度回波图像(A)显示该病变呈现"开花效应",即可同时看到急性和慢性出血。然而,T$_2$ 加权图像(B)显示完全低信号环状影却是海绵状血管瘤的特征。

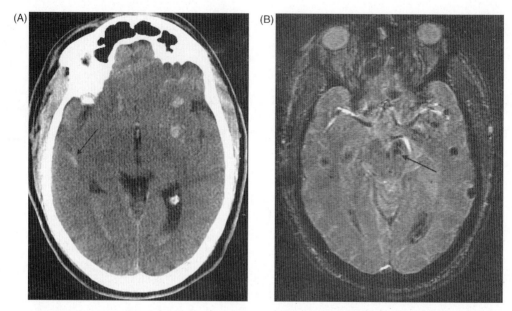

图 6P-4-3 患者头部明显创伤后,行轴位 CT 平扫(A),图像除了显示大脑外侧裂蛛网膜下隙出血(箭头所示)和脑室内出血,在灰质白质交界处还表现出多发性脑出血。在磁共振小翻转角梯度回波图像中(B),可注意到如此多的出血征象,比如中脑左侧的一处(箭头所示),而在 CT 图像上却没这么明显。

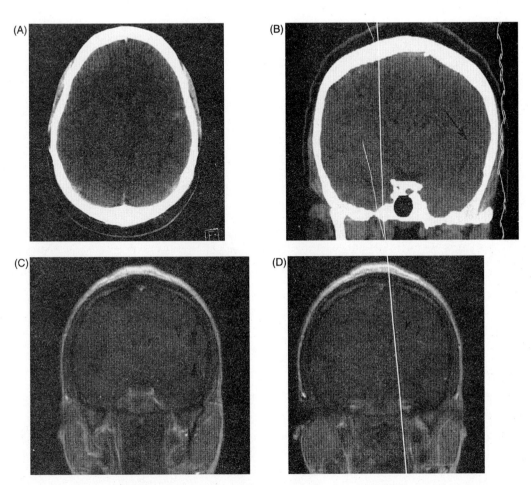

图 6P-4-4　在创伤时,CT 图像显示患者头颅左侧(A,箭头所示)的高密度影酷似位于大脑外侧裂的蛛网膜下隙出血。轴位薄层数据重建表明它实际上是在脑实质(B,箭头所示)。这种情况下行 MR 检查,对伪装成外伤出血的海绵状血管瘤(C,短箭头所示)诊断有很大帮助。此外,MR 还显示其附近存在一处血管增强,这点十分符合脑发育性静脉异常的影像特征(C 和 D,箭头所示)。这些都是海绵状血管瘤的常见病症。

正确答案:2。但从提供的图像来判断,1 也是合理选择。

误区 5

患者,女,50 岁,一天在做完腰椎脊髓造影后,出现剧烈头痛并被送往急诊室。根据她的病症为她做了 CT 扫描。基于图 6P-5-1 和图 6P-5-2,你认为她的 CT 扫描是:

(1)正常。

(2)弥散性异常,表现为蛛网膜下隙出血。

(3)异常,或许是来自她脊髓造影的对比剂显示。

这容易上当。根据病史,你应该寻找蛛网膜下隙出血病灶,所以当她的蛛网膜下隙 CT 扫描显示高密度影时,你会认为是动脉瘤破裂。不过,脊髓造影后出现剧烈头痛的情况并不罕见。并且来自腰部脊髓的鞘内对比剂应通过大脑半球移到蛛网膜下腔,因为这是脑脊液的正常流动模式。该病例唯一的意外是这位患者被扫描成像。事实上,在脊髓造影后对患者 CT 进行扫描,大多数人的图像看起来都和这位患者差不多。

那么,该如何确定高密度影不是出血,抑或是对比剂与血液的混合? 一个重要的线索是寻找脑积水。临床上经常会遇到蛛网膜下隙出血后,由于脑脊液通过蛛网膜颗粒的迁移方式受损,脑室代偿性扩大继而引发交通性脑积水的情况。同时,这也有助于在脑室中发现出血(图 6P-5-3),因为脊髓造影对比剂回流入脑室的情况几乎不可能。

另外,采用双能量扫描和虚拟平扫图像处理或将证明是区分颅脑中对比剂和出血最有效的方法。该技术依靠两种能量各自的衰减值,可提供有效消除高密度碘影的图像。这样,在虚拟平扫情况下,如果蛛网膜下隙仍然出现高密度影,将表明这是出血(图 6P-5-4)。另一种情况,如果脑实质和蛛网膜下隙一样都呈现高密度影,虚拟平扫图像显示是对比剂造影所致(图 6P-5-5)。

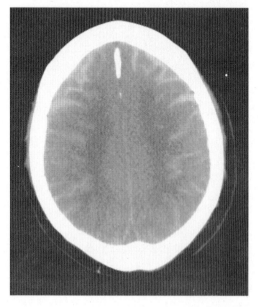

图 6P-5-1　一位主诉做完腰椎脊髓造影后剧烈头痛的 50 岁女性的 CT 图像。

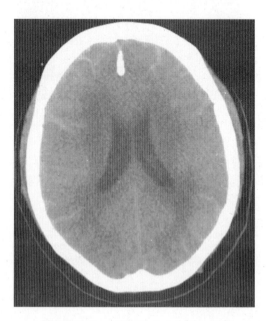

图 6P-5-2　与图 6P-5-1 为同一患者。

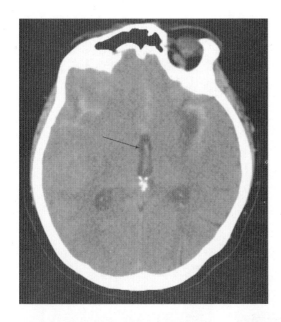

图 6P-5-3　对不同患者行第三脑室轴位 CT 扫描，图像显示高密度影(箭头所示)与脑室内出血一致。

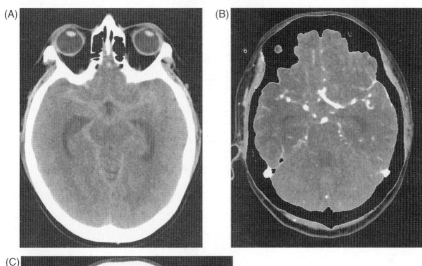

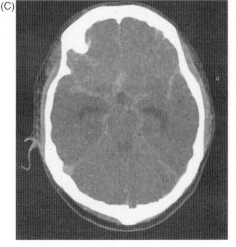

图 6P-5-4　在这位伴有弥散性蛛网膜下隙出血的患者中，注意到其侧脑室因急性交通性脑积水扩张的颞角(**A**)。对患者使用双源扫描机双能量直接去骨 CT 血管造影（CT angiogram，CTA）(**B**)，血管内因充满对比剂而呈现高密度影。通常情况下，仅通过 CTA 是不可能有信心判断脑池是否存在少量的潜在的蛛网膜下隙的血液。但是通过在 CTA 中使用相同的双能量数据所产生的"虚拟平扫"图像(**C**)，一旦去除充满对比剂的血管，脑池中剩下的高密度影是源于蛛网膜下隙的血液将不言而喻了。

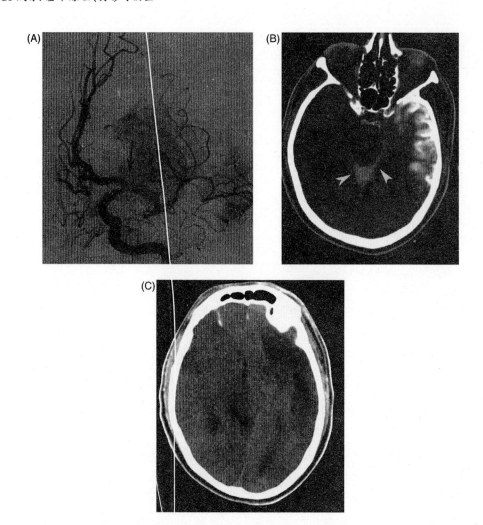

图 6P-5-5 这幅脑血管造影图像显示远端颈内动脉和近端左侧大脑中动脉(A,箭头所示)几乎闭塞。动脉内溶栓完成后,CT 图像后处理显示大脑皮质以及中脑周围蛛网膜下隙出现大片高密度影(B,箭头所示)。存在出血并不能确定。因为在双能量扫描机上进行扫描后,常常会有此困境,因此进行虚拟平扫图像(C)。由于这个软件可去除像碘一样的体素,脑池得以正常显现,根据图像可得出结论:后处理图像(B)上可见的高密度影是由于对比剂对大脑皮质的造影,并渗入到蛛网膜下隙中。

正确答案:3

误区 6

在校友足球比赛的晚上，一名来自客队的 17 岁运动员在比赛中因一次艰难拦截失去意识，被送往急诊室。抵达时，有短暂记忆困难和头痛，但不久便恢复，并希望和队友一起回家。

对患者行快速 CT 扫描，选用脑组织窗和骨窗观察图像正常(图 6P-6-1)。于是便将他交给已到达急诊室的父母来照顾。然而在回家的路上，他感到不舒服，他父母便把他送往另一家急诊室就诊，通过 CT 检查发现了硬膜下出血。对于硬膜下出血：

(1)很可能一直都有，但在第一次 CT 扫描漏诊。

(2)一定是在离开第一个急诊室后出现的。

如果你想避免这样事件的发生，有必要选用至少三种窗口技术观察所有创伤扫描。如果采用两种窗口设置，隐藏在颅骨内板的硬膜下少量出血将有可能在阅读器上显示不

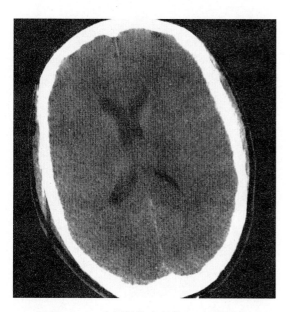

图 6P-6-1　头颅损伤患者的 CT 扫描图像。

出来。这是由于硬脑膜附着于颅骨内板，且它们都是高密度，当窗口设置使脑组织或骨组织达到最佳显示时，硬脑膜和颅骨看起来是合并在一起的。如果你平常将脑组织窗设置为 100，对于大多数阅读器，当需要在其余轴位空间寻找出血灶时，则需要将脑组织窗加倍。

观察 CT 扫描图像时，窗宽窗位的设置对我们的密度对比感知有重要的影响。理想情况下的重建图像应该被标准化，比如水的 CT 值应定为 0HU、空气为-1000HU、骨为 1000HU。为了在 1 帧图像上精确显示所有的衰减值，需要 2000 个灰阶。即使可制造出一种显示出这个范围的显示器，但人眼仅能辨别大约 20 个灰阶。为此，显示器必须选择显示所有衰减值的一部分，在以更大的窗宽显示更多的 CT 值和较窄的窗宽却有较高的对比灵敏度两者间作出选择。有效利用后一种方法也存在风险，高于或低于该 CT 值范围内的所有组织将分别全部显示为白或黑。

在这个特殊的病例中，第一次 CT 扫描使用软组织核重建获得了低噪声的颅脑图像(图 6P-6-1)。图像显示选用了经典的脑组织窗，即窗宽 80HU，窗位 35HU。这样的窗口设置意味着颅脑 CT 的中心值是 35HU，且只有 CT 值在 35HU 中的值上下 40HU（即-5~75HU)范围内的组织，在图像中才能以灰阶显示，范围之外的则全部显示为白或黑。

新鲜出血灶的 CT 值一般为 75~85HU。由于窗宽窗位的设置，CT 值高于 75HU 的组织都将在图像上显示为白色。所以硬膜下出血灶和颅骨(CT 值 500HU 以上)显示一样，都是白色。但是当相同的 CT 图像选用更宽的窗宽 200HU 替换 80HU 后，急性出血灶将会因与相邻颅骨有不同灰阶值而被发现（图 6P-6-2 和图 6P-6-3)。

观察任何 CT 图像总是需要将窗宽窗位两者相互协调匹配。例如，你要在脑组织中寻

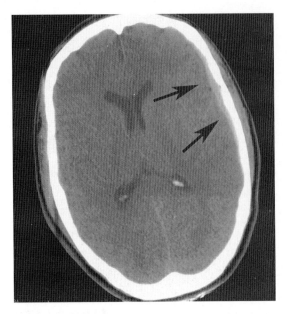

图 6P-6-2　与图 6P-6-1 为同一个图像，但现在用了更宽的窗宽和较高的窗位来显示。这样，硬膜下出血灶（箭头所示）通过与较高衰减的颅骨对比而显现出来。

找早期梗死，最好选择一个非常窄的窗宽，如40HU，并将窗位也定为 40HU。这些设置将会使 CT 值在 20~60HU 范围内的组织结构以灰阶显示（图 6P-6-4）。尽管利用夸大的影像对比去观察颅脑早期梗死，这被认为是最佳方法，但是范围外的全部值不是黑就是白。这意味着颅骨病变会被遮蔽，就像前面的病例中，颅骨附近的出血也不明显。

除了检测外，花一些时间选用多组窗宽窗位来显示 CT 图像，常常能轻易地发现非常有用的信息（图 6P-6-5 和图 6P-6-6）。

因此，观察颅脑 CT 扫描选用多组不同的窗宽、窗位对检测和鉴定颅脑异常的特性十分有用。此外，它也有利于使用冠状面重建图像去观察硬膜下，尤其是沿着脑幕的少量出血灶（图 6P-6-7）。

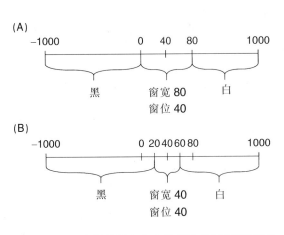

图 6P-6-3　本图以图表方式显示了 CT 值的范围如何被分配，设定刻度 0 为中心值，是定为水的 CT 值。因人眼无法感知，且显示器无法显示，所以必须在这2000 个灰阶中作出取舍来显示图像的相关信息。(A)展示了一种经典的脑组织窗：窗位 40HU、窗宽 80HU。但在 (B) 中，相同的 CT 图像采用了较窄的窗宽 40HU来替换 80HU，使得相等数量的灰阶涵盖的 CT 值范围大大减小。如此一来，将会更理想地显示出脑组织间细微的密度差异，并更好地用于早期脑梗死检测。

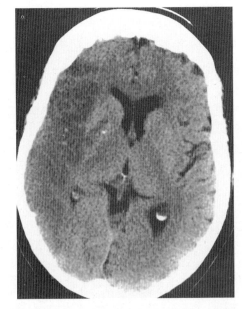

图 6P-6-4　这位患者患有大脑右半球梗死伴肿胀。图像采用窄窗宽窗位 34HU，以使图像中脑组织间的对比最大化。注意到颅骨无特征显示，并且由于脂肪（-70HU）、脑脊液（0HU）、空气（-1000HU）的 CT 值都在窗位为 34HU 的窗口范围外，所以在图像上看起来都一样（黑色）。

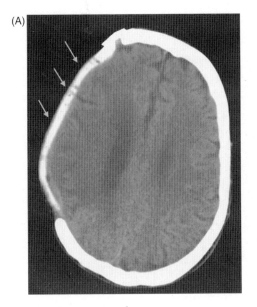 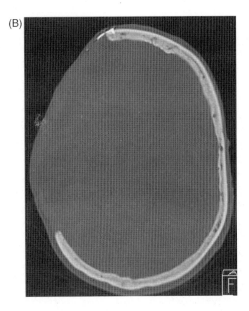

图 6P-6-5　这组图像经颅脑同一窗位显示,右脑有颅骨覆盖(**A**,箭头所示),但当同样的图像选用非常大的窗宽来显示时(**B**),却发现右边的"颅骨"并非骨质结构组成。原来,该患者先前做过部分颅骨切除术,并用丙烯酸酯来替代了原生颅骨。在某些病例中,空气可能被困在含有聚甲基丙烯酸甲酯的颅成形术的皮瓣内。该空气将无限期地存在于皮瓣中,如果不知情,将可能会因组织内含有气体而误诊为骨髓炎(图 6P-6-6 箭头所示)。

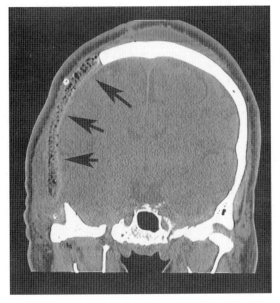

图 6P-6-6　冠状位重建图像显示右侧颅成形术充满小气泡,这些小气泡是在聚甲基丙烯酸甲酯颅成形术时被困入其中的。

(A)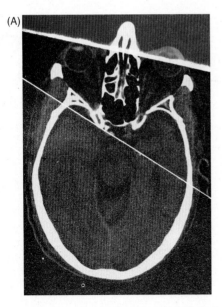

(B)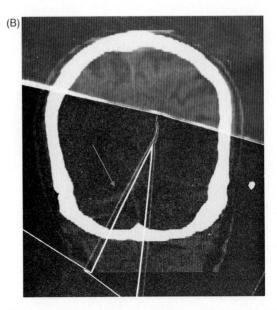

图 6P-6-7　轴位 CT 扫描 (A) 显示的小脑幕轻度不对称影像特征可能会被忽视。但冠状位扫描 (B) 能清晰显示沿右侧小脑幕的带状高密度影 (箭头所示),与该创伤患者少量硬膜下出血的诊断相符合。

正确答案:1

误区 7

患者,男,39 岁,左侧脸颊水肿 10 天。他的女友曾用梳子打他的脸部。从他的 CT 扫描(图 6P-7-1 和图 6P-7-2)可以看出:

(1)先前的穿透伤导致软组织中出现空气(图 6P-7-2,箭头所示)。

(2)因一种产气生物的活跃影响导致软组织中出现空气。

(3)梳子的碎片。

这个病例提醒大家,不要在 CT 扫描图上看到一个黑色影就认为是空气。这个病例中和空气密度很像的边缘锐利的影像可能是一些低衰减结构,比如塑料或木头。空气在所有窗宽和窗位中都是黑色并且无特征,因此,通过骨窗检查很容易(图 6P-7-3)。

这个病例中的损伤证明是折断的塑料梳子陷入患者脸颊里的碎片。这是成像中的一个常见问题,观察各种窗口中的影像将会帮助你避免把所有表现是黑色的物体都认为是空气(图 6P-7-4)。

脂肪和空气都可能出现在海绵窦的影像中,区别这两者的差别是一个常见问题(图 6P-7-5)。

塑料会有一个介于空气和颅脑之间的衰减,但是木头没有。尤其是在确定穿透伤中这是一个麻烦的问题(图 6P-7-6)。在这样的病例中,留在组织里的木头的诊断可通过它的外形(比如锐利的角),以及细微窗口中显示

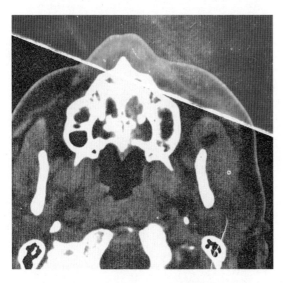

图 6P-7-1 创伤后的面部水肿病史。

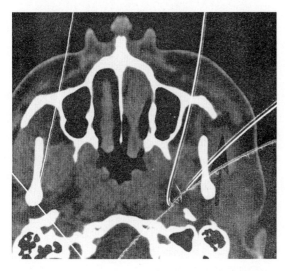

图 6P-7-2 与图 6P-7-1 相邻的一个层面,可看到一个边缘锐利的低衰减结构(箭头所示)。在同一窗宽和窗位下它和空气很像。

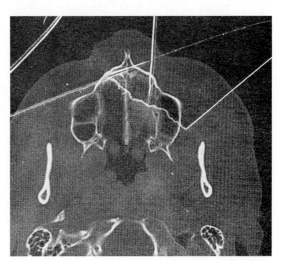

图 6P-7-3 在骨窗图像中,这个结构呈现中等强度的信号。

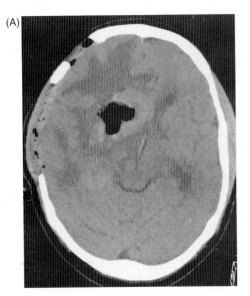
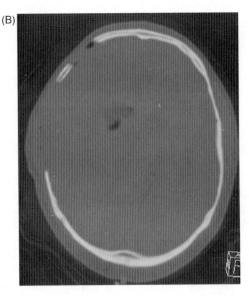

图 6P-7-4　这个轴位软组织窗图像(A)显示颅骨穿颅术后深部组织的一个低密度的圆形区域。同样区域的骨窗图像(B)显示这个区域。有内部结构和中度衰减(它并不总呈黑色)。这是可吸收明胶海绵的典型现象,它的衰减代表了它是由液体(0HU)、血液(80HU)和滞留空气(-1000HU)组成的混合物。正因如此,可吸收明胶海绵的现象是多变的,随着时间的变化,液体代替滞留的小气袋。在有些情况下,如果这 3 种成分结合有一个在脂肪范围内的净衰减值(如-75HU),可吸收明胶海绵甚至有可能被误认为脂肪。

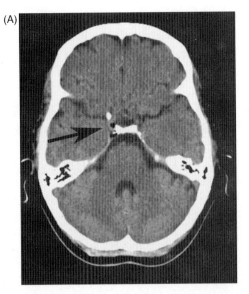
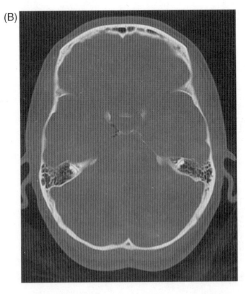

图 6P-7-5　在海绵窦水平(A)的轴位 CT 扫描层面上,低衰减(箭头所示)可代表是空气或脂肪,因为两者都有可能出现在那里。通过观察图像的骨窗位就可解决这个问题。在这个病例中(B)的骨窗显示海绵窦里的低衰减遵循空气的外观,同样也能在含气乳突小房、额窦看到,而在皮下脂肪则看不到。

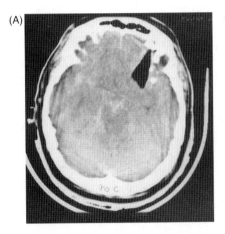 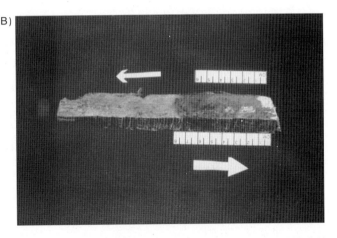

图 6P-7-6　木头穿入患者的颅脑时裂开,裂开的碎片成为一个致命的原因。在这个位置进行扫描,木头碎片的直角外形(A)和离体的碎片外形(B)相符,说明不是先前认为的滞留空气。

的内部结构(比如增长的环或纹理),但这需要一个合理的怀疑程度。

就像可吸收明胶海绵,由于光合作用,木头外观各有差异。例如,废木材和火柴所用的干木材有非常低的衰减,比新砍的木头或从一棵活树上折下的小嫩枝的衰减更接近于空气。

正确答案:3

误区 8

患者,57 岁, 首次癫痫发作被送进急诊室。她的头颅 CT 扫描出现不对称(图 6P-8-1),你猜想这是否是由于右侧中轴外硬膜下等密度肿块,或是左脑萎缩。因她有一个植入的人工耳蜗,所以 MRI 检查不考虑。你打算做一个对比增强扫描,但是技师指出这位患者一周前做过 CTA(图 6P-8-2),并且患者对增强扫描的必要性持怀疑态度。你决定:

(1)进行 CT 增强扫描,因为 CTA 是不一样的。

(2)取消 CT 增强扫描,因为患者做的是静脉内造影的 CTA,如果有肿瘤可清晰显示。

在 CTA 和颅脑 CT 对比增强扫描图像上显示颅脑成像不对称。CTA 扫描时从对比剂开始注入到结束,几乎用了不到一分钟时间。这对于要把对比剂聚集在一个肿瘤或脓肿壁来说时间是不够的。实际上,在成像前等 5~15 分钟让静脉注射的对比剂完成对比剂循环所需时间是不现实的。对比剂的增强和延长时间来强调在颅脑 MR 和 CT 检查中病灶增强的能见度。这是因为有血脑屏障,正常脑组织不增强,也正因此,颅脑与体部成像动态对比增强不同。例如,在许多病例中肝脏的延迟成像可能会遮盖异常组织,因为无论是病灶还是周围正常的肝组织都会有同样的增强、同样的衰减。另一方面,颅脑成像病灶缓慢地累积才使对比变得更加明显,而在短时间或高对比浓度下,由于血脑屏障限制了周围正常颅脑对比剂的影响。在这个病例中,从注射到 CTA 成像这么短的时间里,使明显增强的脑膜瘤出现在 CT 片上,时间是不够的(图 6P-8-3)。

不能只依赖 CTA 就决定一个肿瘤的增强质量,无论何时做颅脑 CT 增强扫描时,为了患者,尽可能采用时间延迟(图 6P-8-4 和图 6P-8-5)。

可以用常规颈部软组织成像解决增强时间不足的问题,尤其是用多排探测器扫描机。因整个颈部的检查可在 15s 内完成,如果在对比剂注射后立即扫描,那么对异常组织的对比剂累积的时间往往是不够的。在生理上,如恶性淋巴结或脓肿壁,如果延迟进行常规颈部 CT 扫描,那么将会更清晰地显示。然而,从对比剂开始注入到扫描完成所用的时间大概

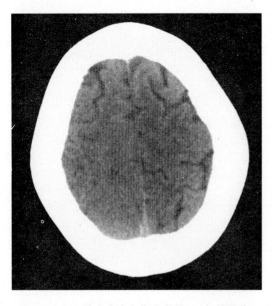

图 6P-8-1　首次癫痫发作患者的 CT 扫描图像。

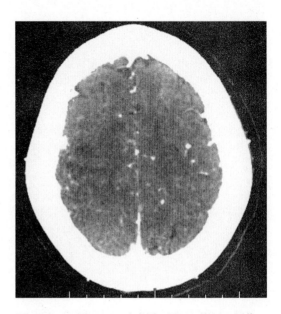

图 6P-8-2　图 6P-8-1 患者同一层面上的 CTA 图像。

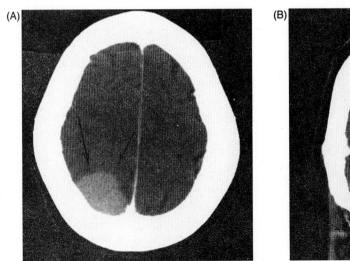
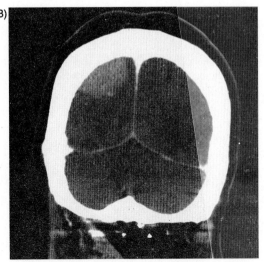

图 6P-8-3 图 6P-8-1 患者同一层面的轴位增强图像(A),显示脑膜瘤(箭头所示)均匀增强,而回顾 CTA(图 6P-8-2)增强不明显。增强扫描的冠状位重建图像(B)证实这一肿瘤的中轴外典型脑膜瘤的位置。

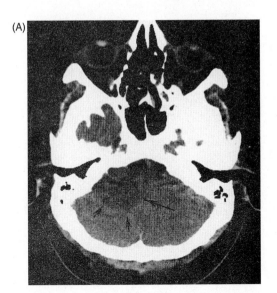
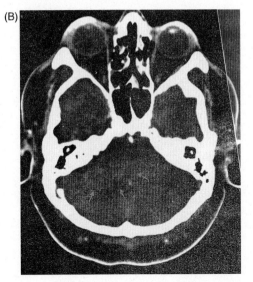

图 6P-8-4 这个非增强的头颅 CT 扫描图像(A)显示后颅窝的一个低密度肿块,这个曾被其他医院通过 MRI 指出。行 CTA 确认它与脊椎动脉的关系;在这个检查里,此肿块呈现较弱的增强(B,箭头所示)。当位置适当,这个增强的图案不是典型的神经鞘瘤或脑膜瘤。

会和 CTA 一样(图 6P-8-6)。

因此,为产生更加快速的 CT 扫描机所进行的研究及付出所有代价之后,我们已达成共识,对于人类的生理来说扫描时间太快。数字摄影技术和这种情况有一些类似之处。多年来,摄影师们为了在低光线条件下摄影无需闪光,而为相机和镜头付出了昂贵的代价;但是现在一些相机传感器快到需要黑色滤光片以供镜头滤掉一些光线以提供更长的快门时间的程度。在一些情况下,为了显示移动效果,需要产生模糊效果。同样,在一些情况中,最佳 CT 成像需要放慢速度,因为现在扫描机的时间太快。

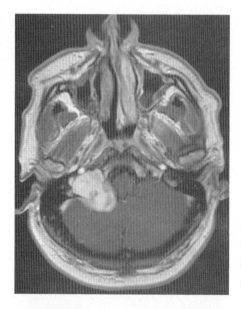

图 6P-8-5　然而，这个在外面做的 MR 检查，增强的横断面 T_1 加权图像中，此肿块显示明显增强，且经外科手术证实，是神经鞘瘤。

(A)
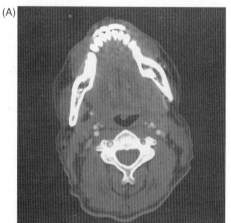

(B)
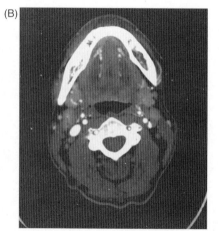

(C)
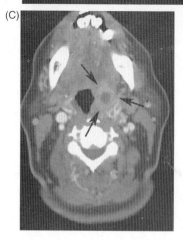

图 6P-8-6　(A)颈部横断面轴位增强图像，它是在对比剂注射后立即扫描的。可看出动脉得到增强，但是所有颈部的软组织大约有同样的密度。同一层面的第二张图像(B)，是在第一张之后立即扫描的。在这张影像上，你可看到下颌下腺和淋巴结的增强对比。为了软组织对比增强能有充足时间的方法之一便是采用双期注射。(C)是另一个患者在首次注射对比剂一半时扫描的，延迟之后再慢慢地注射剩下的对比剂，注射速率仅为 1~2mL/s。这项技术为增强效果提供了足够的时间，使脓肿壁显而易见，否则很难区分脓肿内容物(箭头所示)。

正确答案:1

误区 9

患者,男,25 岁,头痛头晕。你认为这位患者右侧颅脑的低密度病灶(箭头所示)最可能是:

(1)小脑梗死。

(2)枕叶梗死。

(3)蛛网膜颗粒。

这一病例说明仅在轴位 CT 成像上解释沿小脑幕的解剖是多么困难的一件事,同时巨大的帕基奥尼(Pacchionian)肉芽肿无论是在 CT 还是在 MR 成像上都将会造成一种混淆。在轴位图像上(图 6P-9-1),低衰减存在于脑的哪个位置,以及与小脑幕的关系不是很清晰。在轴位检查的同时进行冠状位重建(图 6P-9-2),显示它实际上位于横窦内。

这个病变较低的密度和大的蛛网膜颗粒完全一致,因为在 CT 和 MRI 上这些病变和 CSF 很像。对患者 MRI 增强回顾可确诊大的蛛网膜颗粒,同时显示不只一个颗粒(图 6P-9-3,箭头所示)。

这一解剖学区域的另一常见误区是把横窦的高衰减误认为是小脑幕硬膜下血肿。血细胞比容水平高于正常的患者,血管内的血显而易见,其衰减值可能是正常颅脑的近两倍。左右横窦经常不对称,这给正确的诊断增加了困难(图 6P-9-4 和图 6P-9-5)。冠状位成像可对这些病例有所帮助。

怎样确定静脉窦里的高衰减是正常血流造成的还是血栓?这在有着高血细胞比容的孕妇和运动员,甚至是有红细胞增多症的病例中很难回答。但是,当一个血栓形成,它的衰减会增高。这是急性脑卒中出现大脑中动脉高密度征的原因。同样道理适用于静脉内栓塞,但是在静脉闭塞的情况下,因两边可能都是异常的不对称密度对判断没有帮助。考虑到静脉栓塞这种情况,测量静脉结构的衰减值是有一定作用的,因为正常患者的 CT 衰减上限值是 70HU。如果有任何问题和适当的症状,根据具体情况直接去做 MR 静脉造影(MR venogram,MRV)或 CT 静脉造影(CT venogram,CTV)时应当谨慎。

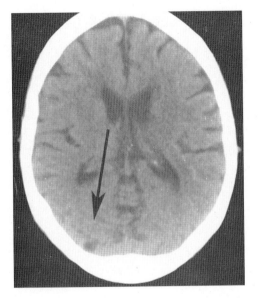

图 6P-9-1 CT 图像显示小脑低密度影。

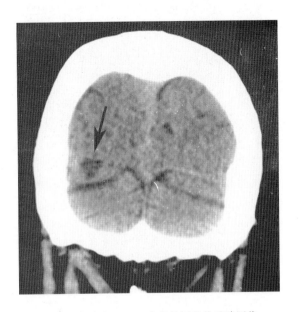

图 6P-9-2 图 6P-9-1 患者的冠状位重建图像。

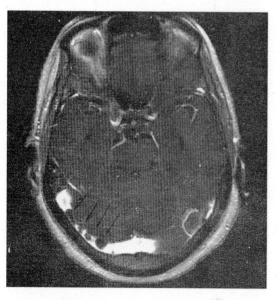

图 6P-9-3 轴位 T_1 加权 MR 增强图像显示右侧横窦的增强区域内有许多充盈缺损,归因于巨大的蛛网膜颗粒(箭头所示)。

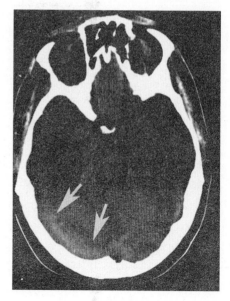

图 6P-9-4 这个影像可能会被误认为是右侧硬膜下血肿。

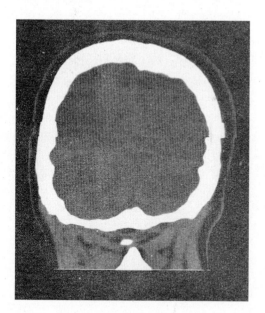

图 6P-9-5 冠状位重建较好地显示右侧高衰减区和所猜测的横窦的外形相符合,并且这个患者左侧的横窦发育不全。

正确答案:1

误区 10

这 3 个轴位影像（图 6P-10-1 至图 6P-10-3）来自 3 位不同的患者，都是近期发生的共济失调。基于他们的图像，你认为：

（1）3 个患者都有枕叶梗死。

（2）3 个患者都没有枕叶梗死。

（3）仅图 6P-10-1 的患者有枕叶梗死。

（4）仅图 6P-10-3 的患者有枕叶梗死。

在 CT 成像上区分颅脑的宽沟和梗死灶是常见问题，首先意识到轴位成像的局限性将是你正确识别两者的最佳时机。有脑梗死倾向的老年患者大多有一定程度的颅脑萎缩。如果一个 CT 层面刚好包含一个宽大脑沟，它的低密度由于容积均化可与脑梗死相似。

当后颅窝成像时，由于水平裂缝的轮廓、头颅倾斜的影响、骨伪影限制了成像，这个问题较常见。如果采用螺旋或轴位技术扫描，足够薄的探测器准直、多平面重建，在许多病例中通过头颅倾斜简单地校正，可让你充满信心地确认后颅窝的异常。在这 3 个病例中，冠状位重建非常有帮助（图 6P-10-4）。

小脑早期梗死经常被射线硬化伪影所遮盖，但是正常患者中，这些相似的伪影有时有些像脑梗死灶（图 6P-10-5）。然而，通过好的扫描技术和多平面成像的认真回顾，对后颅窝的精确诊断将会显著提高。

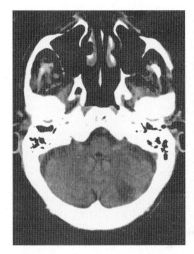 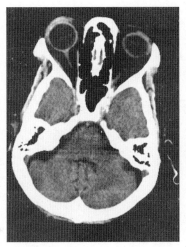 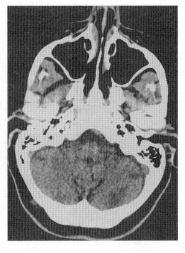

图 6P-10-1 共济失调患者的 CT 图像。

图 6P-10-2 第二个患者枕叶部位有低密度病灶。

图 6P-10-3 第三个患者枕叶部位有低密度病灶。

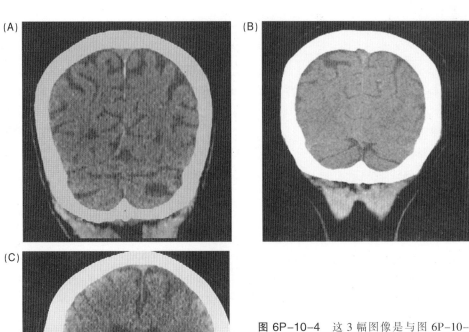

图 6P-10-4 这 3 幅图像是与图 6P-10-1 至图 6P-10-3 的轴位图像配套显示的。(A) 证实图 6P-10-1 中小脑病灶是梗死不是脑沟。图 6P-10-2 中右侧小脑的低密度归因于颅脑明显的沟所致容积均化,(B)冠状面重建证实没有异常。图 6P-10-3 左侧小脑的低密度归因于在冠状面重建(C)中能较好地看到一个不对称水平裂。

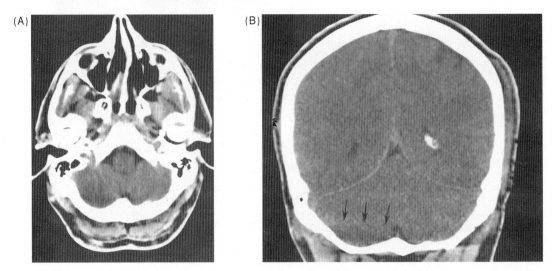

图 6P-10-5 颅底轴位图像(A)显示的左小脑明显低衰减区表明患者有一处小的脑梗死灶。然而,扫描数据的冠状面重建图像(B)表明低衰减区有一处非解剖的线性结构(箭头所示),是射线硬化伪影的典型表现。

正确答案:3

误区 11

　　该患者表现左侧身体虚弱无力（图 6P-11-1）。你认为此患者有：

　　(1)右侧硬膜下出血。

　　(2)右侧颅脑肿瘤。

　　(3)左大脑半球陈旧性梗死灶。

　　这个病例说明了一个可能遇到的常见问题，即突发性亚急性硬膜下出血。虽然急性硬膜下出血比颅脑有更高的衰减，但是慢性硬膜下出血比颅脑有更低的衰减(图 6P-11-2)，而中间期的血液可能刚好与颅脑有相同的衰减。如果你以前见过这样的情况，则很容易分辨出来，并且在每张头颅 CT 上形成寻找皮层带状物的习惯将会对此很有帮助(图 6P-11-3)。

　　在轴外空间的另一个常见误区是把一处宽大的蛛网膜下隙当成慢性或者复发硬膜下出血。虽然它们看起来非常相似，但是仔细审查小的皮层血管，将对区分二者非常有帮助(图 6P-11-4)。

　　给轻微头颅增大的幼儿做头颅成像时，

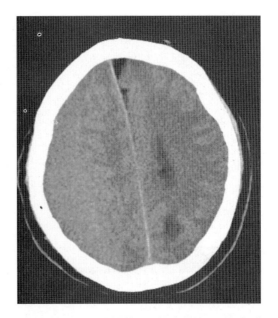

图 6P-11-1　一位左侧身体虚弱无力患者的CT扫描图像。

这种区别将被证明很有意义。在这组患者中，良性蛛网膜下隙增大相当普遍，但须与慢性硬膜下出血相鉴别，如果没有其他明显解释(图 6P-11-5)，后者说明儿童可能受虐。CT 在这种情况下的局限性表现为，硬膜下囊肿、慢

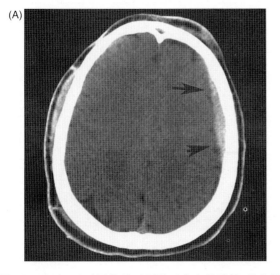

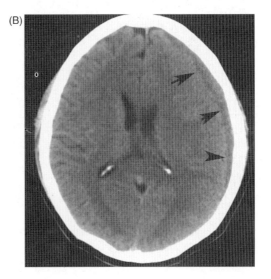

图 6P-11-2　这对图像展示硬膜下出血的进展，从急性期的高衰减(A，箭头所示)到 3 周后慢性期的低衰减(B，箭头所示)。

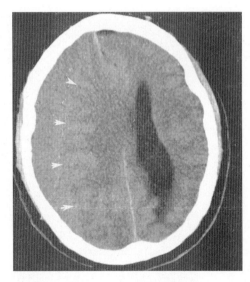

图 6P-11-3 图 6P-11-1 患者的轴位 CT 扫描图像，显示波动皮质带（箭头所示）被这个等密度硬膜下血肿从头颅内部挤压移位。

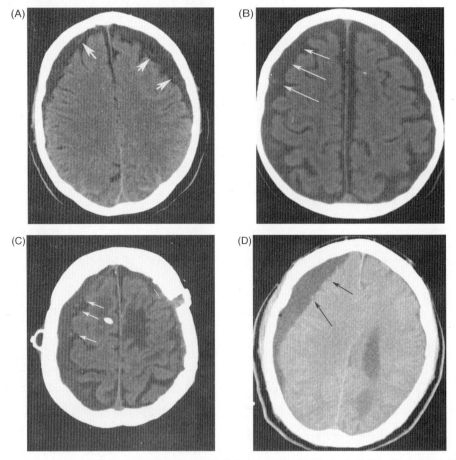

图 6P-11-4 这 4 位患者颅脑额叶周围都有明显的液体空间。仔细观察图(A)和图(B)，你会看见皮质血管穿过该液体空间(箭头所示)。每当患者有宽大蛛网膜下隙时，这种外观很典型。现在再看图(C)，注意皮质血管从内板移位并线性排列。这在图(D)更加明显，血管压向颅脑进入脑沟(箭头所示)。后两个患者有外伤性硬膜下囊肿。因为充满了脑脊液(CSF)，这些都是低衰减区，通常由于蛛网膜外伤性裂缝允许脑脊液进入蛛网膜下隙所致。

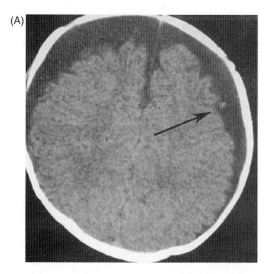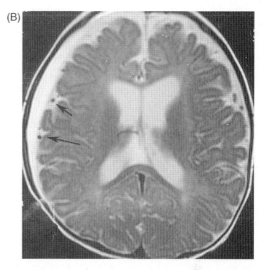

图 6P–11–5　这幅轴位 CT 图像 (A) 展示颅脑周围宽大的低衰减液体空间。虽然乍一看该现象表明可能有宽大的蛛网膜下隙,但请注意邻近颅脑皮层血管移位。这说明慢性硬膜下积液而不是宽大的蛛网膜下隙。MR 扫描 (B) 有助于确诊患者有双边硬膜下囊肿。你能很容易在这幅 T_2 加权 MR 扫描(箭头所示)图像中看到皮质血管的异常位置。

性硬膜下出血和宽大蛛网膜下隙在 CT 上有相似的衰减, 不像在 MR FLAIR 成像上囊肿和宽大蛛网膜下隙通常与正常的脑脊液信号都被抑制, 所以对可疑硬膜下物质的患者而言,应用皮层血管鉴别是必要的,且如果还有必要,则进行 MR 检查。

正确答案:1

误区 12

患者,男,40岁,因失语症送至急诊室。获取他的扫描图像,读片后排除脑卒中。你认为左脑发现物(图 6P-12-1,箭头所示)代表:

(1)位于宽大的左大脑侧裂中,由脑脊液所致的容积均化伪影。

(2)一个潜在的颅脑肿瘤。

(3)左大脑中动脉(middle cerebral artery, MCA)梗死的早期征象。

这是在两个层次上的一个真实误区。首先,因为病史表明临床上诊断是明显的,病史往往会给阅片医师带来误导。在三言两语的主诉基础上,临床上可能不能区分肿瘤和梗死。其次,病灶大致符合脑梗死的部分症状和外观。

你应该考虑大脑侧裂容积均化的可能性

(见误区 10),但是别处的蛛网膜下隙是如此之小,不大可能充分解释这个发现。对于脑梗死,所提供的图像一点也不典型,因为灰质是正常的。有人认为梗死灶更应包含灰质,因为它的新陈代谢比白质更加活跃。这里提供另一个患者典型的脑梗死的图像 (图 6P-12-2)以阐明该点。

第一个患者在做完 CT 扫描的第二天做了 MR 扫描(图 6P-12-1)。MR 检查(图 6P-12-3)显示为一个增强病灶,与 CT 图像上白质病灶位置一致,手术证实该病灶为一个早期颅脑肿瘤。

图 6P-12-4 来自另一病例的 CT 扫描,该CT 扫描图像最初诊断为脑梗死,但后来证实为一个转移性颅脑肿瘤 (图 6P-12-5)。注意CT 成像的细节,不允许一个不完整的病史导致错误诊断肿瘤为梗死。如果你有任何疑虑,务必建议做 MR 或 CT 增强扫描。

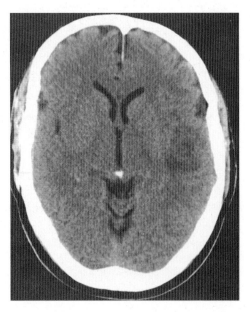

图 6P-12-1 有失语症病史的患者,排除脑卒中。

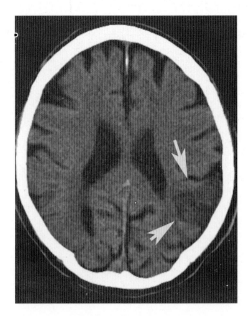

图 6P-12-2 轴位 CT 扫描显示典型的楔形梗死(箭头所示),包含的灰质比白质多。

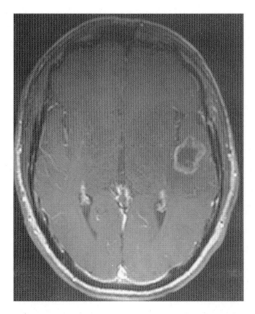

图 6P-12-3　图 6P-12-1 患者的轴位增强 T_1 加权 MR 图像,显示左边环状增强扫描,为肿瘤典型的特征。证实为神经胶质瘤。

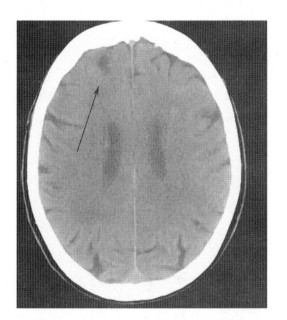

图 6P-12-4　新发癫痫患者右侧额叶低密度病灶(箭头所示)。注意大脑皮层的其余部分。那是意料之外的梗死,见图 6P-12-2。

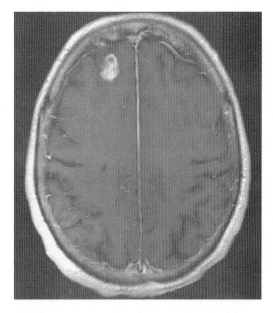

图 6P-12-5　这位患者后来做了一个 MR 扫描,证明增强信号来自一个转移性颅脑肿瘤。

正确答案:2

误区 13

患者,男,49 岁,初次持续性癫痫发作就诊。这些 CT 图像是他到达急诊室时获取的。该癫痫患者在救护车里已获药物处理,他不配合 CT 扫描。结果,在他的扫描图像上运动伪影很明显。该患者 (图 6P-13-1 和图 6P-13-2)有:

(1)疱疹性脑炎。

(2)内侧颞叶硬化。

(3)颅脑正常。

(4)恶性胶质瘤。

(5)梗死。

这个病例讲述了 CT 中最明显的误区,或许不是,取决于你是怎样从字面上来理解。在许多病例中,你不能单独依靠 CT 扫描图像作出诊断。正如我们以前所见的许多的病例,CT 确实是一个强大的诊断工具,但是在颅脑软组织细小差别的诊断上,仍没有 MRI 敏感。实际上,在几乎所有非创伤性中枢神经系统 (central nervous system,CNS) 疾病的病例中,MRI 比 CT 对异常的显示更加明显 (图 6P-13-3 至图 6P-13-5)。

甚至经验丰富的阅片医师认为 CT 成像更具挑战性,因为异常往往明显显示,但仅限于回顾性阅片(图 6P-13-6 和图 6P-13-7)。临床医师和阅片医师都应该意识到 CT 对中枢神经系统疾病诊断的局限性,只能在医嘱下应用。纵然 MRI 在中枢神经系统疾病方面优越于 CT 毋庸置疑,但也要意识到适当情况下使用 CT,因为适合患者进行 CT 检查的安排比 MRI 更加容易。我们过去称这种现象为"在不适宜的地方观看只是因为那里的光线更好"。

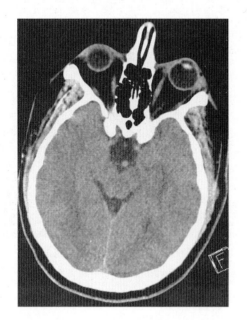

图 6P-13-1 初次持续性癫痫发作的患者。

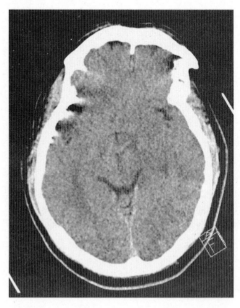

图 6P-13-2 图 6P-13-1 患者的 CT 图像。注意移动伪影。

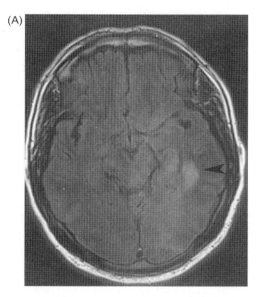 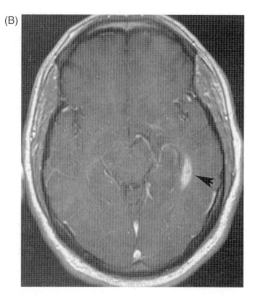

图 6P-13-3 图 6P-13-1 患者行轴位 MR FLAIR 图像(A)和增强 T₁ 加权图像(B),显示左颞叶侧至颞角的异常信号(箭头所示)。手术证实为早期颅脑成胶质细胞瘤。

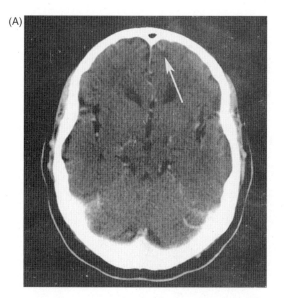 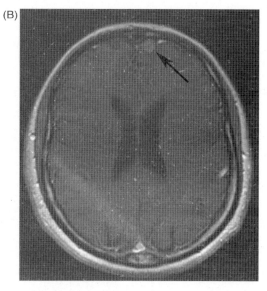

图 6P-13-4 该患者颅脑有一个增强转移性病变,在 CT 上显示较淡(A,箭头所示),但是在 T₁ 加权 MR 增强扫描上却更加明显(B,箭头所示)。

(A)

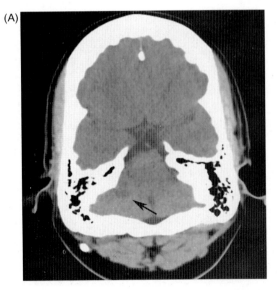

(B)

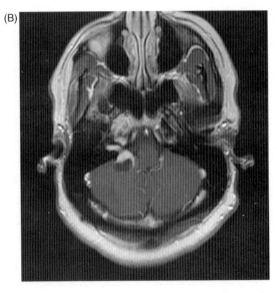

图 6P-13-5 患者,50 岁,有眩晕症状,CT 扫描图像(A)显示一处异常,但只限于你知道看哪里时才能发现(箭头所示)。T_1 加权 MR 增强扫描图像(B)更能清晰显示这个延伸至小脑脑桥角池的右侧前庭神经鞘瘤。这是肿瘤的囊性部分,在 CT 上就可以显示(A)。

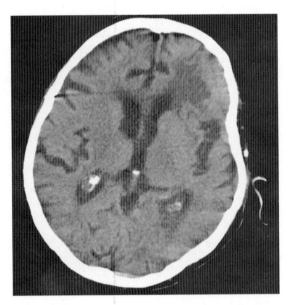

图 6P-13-6 尽管这张轴位 CT 扫描图像显示左侧额叶为低密度区,但是很难确定它是否是脑梗死的前期结果,或者是脱髓鞘及肿瘤。

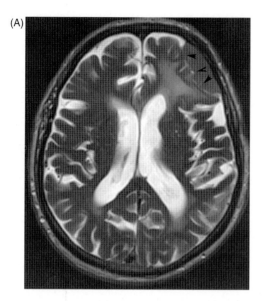

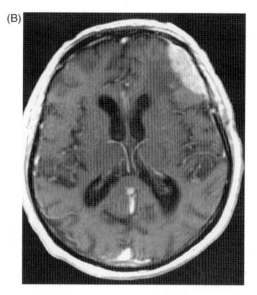

图 6P-13-7 同一患者的 T_2 加权 MR 扫描图像(A)显示轴外覆盖左额叶的一个肿块。它能形成是因为在肿瘤和颅脑表面有一个脑脊液裂缝(箭头所示)。增强 T_1 加权 MR 图像(B)表现为一个增强中轴外脑膜瘤,但仅能在 CT 检查回顾性阅片中隐约可见(图 6P-13-6)。

正确答案:4

(侯贵松 王柯 刘思佳 叶梅萍 王骏 周桔 汤万鑫 译)

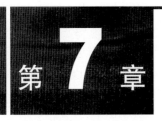

第7章 体部CT伪影

Nicholas Papanicolaou

伪影 1

患者,女,32岁,右下腹疼痛,进行CT扫描确认是否患有阑尾炎(图7A-1-1)。

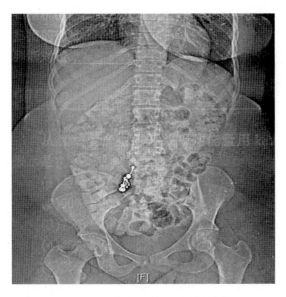

图7A-1-1 扫描图像显示金属异物。

扫描图像(图7A-1-1)显示,一个金属异物位于其下腹部内或表面。患者身上出现金属异物提示CT技师应当询问所有患者是否佩戴金属物或电子装置。由于患者对此不在意,明明有佩戴金属物或电子装置却回答"无"是司空见惯的。询问"你有金属植入物吗?"比"你不会有任何金属植入物,是吗?"更明智。因为后者倾于诱导出否定的答复。不同于磁共振成像(MRI)中,金属植入异物可能给患者造成相当大的风险,而在CT中,金属伪影可能会掩盖兴趣区。只要可能,应尽量移除患者身上的金属物。此例显示的物体是:

(1)手机。

(2)脐部链饰。

(3)吞食的异物。

(4)手术夹。

诸如此类的金属物体都会产生明显的伪影。金属的性质和扫描参数kV的设置影响伪影的严重程度。高原子序数的金属,例如黄金,产生的伪影比钛严重,而且在低kV成像中伪影会更明显。

正确答案:2

伪影 2

这张腹部 CT 图像(图 7A-2-1)显示患者右段结肠有 3 天前胃肠造影检查残留的钡剂。此次 CT 扫描用于诊断患者左侧腹痛。下列哪个措施是正确的？

(1)重新安排检查和建议患者使用少量泻药。

(2)考虑到存在伪影的前提下进行检查。

(3)采用另一种成像技术。

(4)取消检查。

你有多种方法处理这种常见的临床问题。如果钡剂的伪影没有掩盖临床兴趣区，此例在左边，推荐 CT 检查。因为视野内最佳影像质量只是理想的，不可能获得，所以，如果再次检查不会对患者带来风险或者不难实现的话，重新安排检查不失为一个好的选择。同时也可考虑换一种成像模式，如超声或 MR，如果它们也能提供同等信息。在没有提供可选计划的情况下取消合理的诊断是不负责任的。

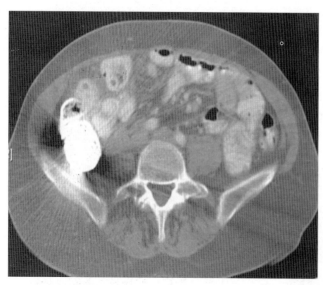

图 7A-2-1　轴位 CT 图像显示高密度残留的钡剂。

正确答案:1、2、3

伪影 3

患者,男,38 岁,从楼梯上摔下损伤头部和上半身。这张静脉注射对比剂的腹部 CT(图 7A-3-1 和图 7A-3-2)显示伪影贯穿上腹部背面致使影像欠佳。此伪影的原因是:

(1)患者移动。

(2)患者体部有金属物体重叠。

(3)光子缺乏。

(4)部分容积伪影。

患者的手臂摆放在身体两边可能导致光子缺乏,其程度取决于 CT 扫描选择的剂量和球管电流调制的功能。这种情况发生在扫描穿过高衰减解剖结构区,如肩和臀部。水平方向直接射入的射线衰减最严重,该方向上到达探测器的 X 线量不足导致用于重建图像的信息不足。大部分多排探测器 CT 扫描仪都装有自动曝光控制（automatic exposure control,AEC）软件,用于调整球管剂量以适应不同组织的衰减。一些新的扫描机不但可在头尾方向上扫描时调整电流量,而且可在单圈扫描中发挥作用。当贯穿肩部成像时,比前后方向上穿过更少的组织,可提供更多的电流。

然而,要避免这类伪影最好最简单的方法就是手臂上举（图 7A-3-3 和图 7A-3-4）。这样就可在低辐射剂量下得到较好质量的图像。

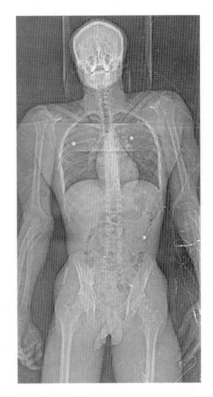

图 7A-3-2　扫描开始获得的定位像。

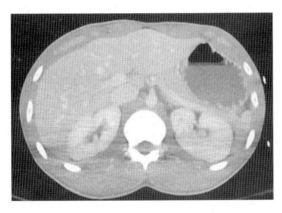

图 7A-3-1　多个条纹出现在肝、脾、肾后部的影像上。

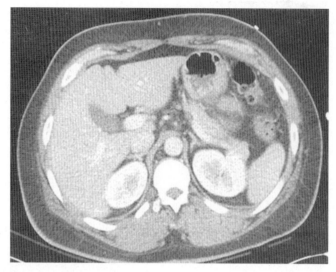

图 7A-3-3 比较这次扫描的影像质量,大致与图 7A-3-1 同样的解剖区域,但这次是手臂上举后获得的图像。

(A)

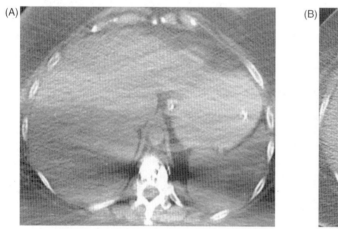

(B)

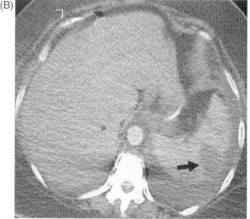

图 7A-3-4 因为患者最初成像时双臂置于身体两边,由于光子缺乏伪影掩盖脾的显示(A)。3 天后 CT 随访扫描的手臂上举(B),更清晰地显示脾梗死(箭头所示)。

正确答案:3

伪影 4

患者,76 岁,因前列腺癌采用根治性前列腺切除术,由于他的前列腺特异性抗原(prostate-specific antigen,PSA)水平增高,行腹部和骨盆静脉对比增强 CT 检查。腹部 CT 成像欠佳(图 7A-4-1)。产生这些伪影的原因是:

(1)不完全(区域外)投射伪影。

(2)患者移动。

(3)射线硬化伪影。

(4)探测器校准失误。

躺在扫描野之外的身体部位会使 X 线束持续衰减,但由于超出体部的不完全投射增多导致严重条纹影响图像。大孔径扫描机遇到这种伪影的可能性减小,因此这类扫描机在最近几年很常见。让患者全部身体置于扫描野中非常重要(图 7A-4-2 和图 7A-4-3)。

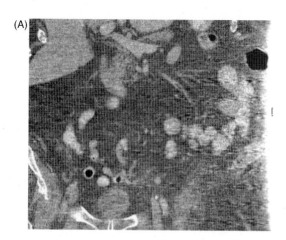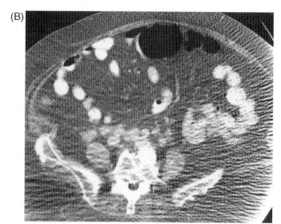

图 7A-4-1　CT 冠状面重建图像(A)和上骨盆轴位扫描图像(B)显示沿患者左侧腹壁伪影。

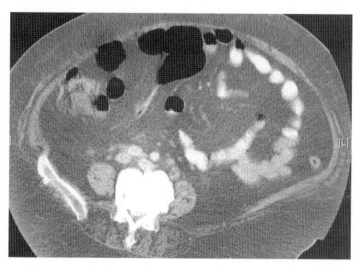

图 7A-4-2　在后来的扫描中,对患者重新体位设计,使患者体部没有在扫描野之外,结果伪影明显减少,改善了图像质量。

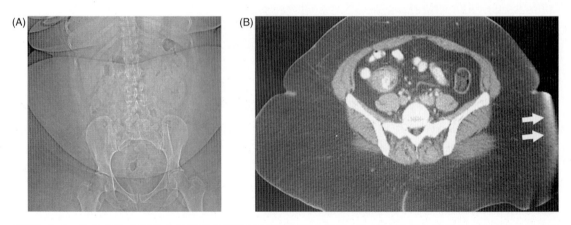

图 7A-4-3　比较此例，扫描定位像显示软组织超出横断面的扫描床(A)。患者位置欠佳导致皮下脂肪高衰减带状伪影(B，箭头所示)。

伪影 5

患者,男,34 岁,因下腹疼痛行骨盆 CT 平扫。它显示正常解剖,但是有一个位于中心清晰的环出现在连续的影像中(图 7A-5-1 和图 7A-5-2)。环状伪影的原因是:

(1)探测器阵列校准不一致或故障。

(2)盆骨的射线硬化效应。

(3)先前手术遗留的不明显手术夹。

(4)骨盆高衰减软组织的光子缺乏。

环状伪影经常出现在第三代 CT 扫描机上。它们以完整的或部分的圆形出现,形成原因是在每次机架旋转过程中的一个错误探测器读取(图 7A-5-3)。这就解释了为什么它们总是集中在机架旋转轴上。记住这可能不需

要与患者的中心一致,因为患者可能不在中心线上。固体探测器的扫描机,它的每一个探测器是一个独立单位,与那些用氙气探测器的旧扫描机相比,它更容易出现环状伪影,但是这些固态探测器对 X 线有更高的灵敏度和更少的余晖,因此允许更快的球管旋转时间和可能的更少剂量。

包括温度改变在内的许多因素都会改变探测器的校准。仔细检查扫描条件以及经常性校准可尽量减少这种伪影的发生。对于不同线束能量和硬度,探测器有不同的灵敏度,这个差异很难控制。

因为它们与射线硬化有关,所以环状伪影可通过使用滤过 X 线束得以减少。但比起线束硬化,环状伪影更应该用软件纠正。

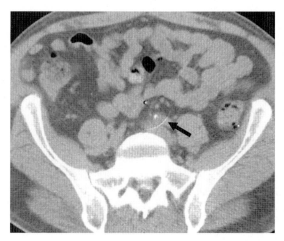

图 7A-5-1 骨盆 CT 平扫图像。

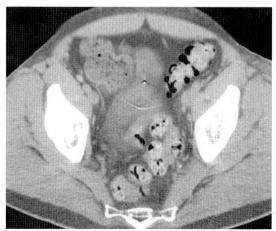

图 7A-5-2 CT 平扫显示环状伪影。

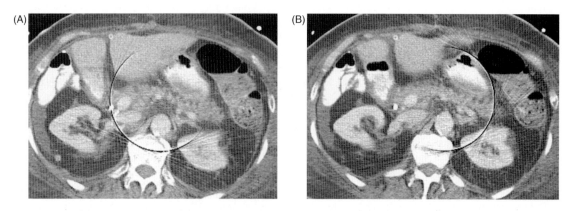

图 7A-5-3 比较此例显示更明显的环状伪影(A 和 B)。

伪影6

患者因发热、白细胞增多、低血压行CT扫描以确诊败血症的原因(图7A-6-1和图7A-6-2)。这幅CT图像欠佳,归因于在固态器官周围有模糊光环,并且肋骨出现重影。这些伪影可通过以下哪种方式减少:

(1)采用更高的螺距。

(2)扫描时控制呼吸。

(3)确保患者舒适。

(4)使用过扫描模式。

(5)以上都是。

与患者相关的移动伪影可通过确保患者的配合和借助扫描软件得以消除或尽量减少。此外,只要需要,可辅以呼吸或心脏门控。操作者应该让患者认识到他们应该做什么,并且采取必要的措施使患者在连续的扫描中

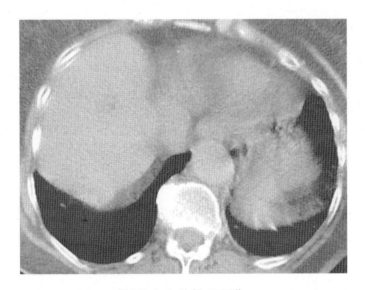

图 7A-6-1 胸部 CT 图像。

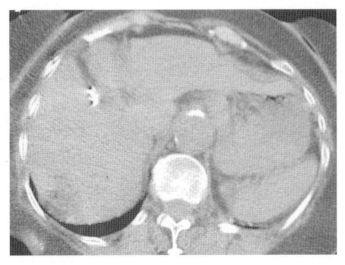

图 7A-6-2 与图 7A-6-1 为同一患者的图像。

(A)

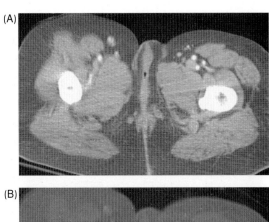

(B)

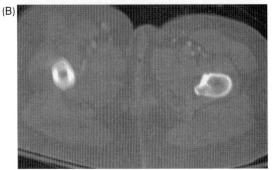

图 7A-6-3　另一例显示移动模糊伪影，尤其是在右髋关节周围更明显 (A 和 B)。请注意相对于左侧腹股沟和髋关节，右侧肌肉与骨骼显示不好。

(A)

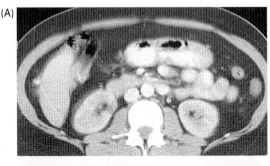

(B)

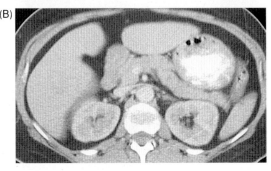

图 7A-6-4　这些来自不同病例的图像显示出运动和环状伪影 (A 和 B)。

感到舒服。现在的快速扫描能在 20~25s 完成胸、腹和骨盆扫描，这使患者更易控制自己的随意移动和呼吸暂停。因为探测器读取的最大差别出现在每个 360° 扫描的开头和结尾，所以厂商通常对轴位体部成像使用一种过扫描模式，多转 10%~15% 添加到 360° 旋转。你可认为这是一个完整的旋转然后再增加一些。这些过采样的投射取平均，从而使图像平滑并减少运动伪影，但这是以增加少量辐射剂量为代价的。一些其他的例子如图所示(图 7A-6-3 和图 7A-6-4)。

正确答案:5

伪影 7

恶性睾丸肿瘤患者，采用静脉注射对比剂和口服对比剂行 CT 成像。曲线充气结构(图 7A-7-1,箭头所示)显示在胃内。出现这个现象的原因是：

(1)一个弯曲的鼻饲管。

(2)气泡移动伪影。

(3)患者移动伪影。

(4)扫描前进食大量的面条。

这是另外一个 CT 上移动伪影的病例,但这次仅有胃内气体移动。当气泡漂浮在液体上的中空结构成像时,曲线或半圆管状移动伪影可能会很明显(图 7A-7-2)。由于正常平滑肌的运动,被称作蠕动,小肠部位经常看见气体移动。

影响这种伪影出现的参数有气泡大小、移动速度与幅度、扫描机旋转速度和 X 线球管相对位置。气泡速度估计为 15~35mm/s,因此,缩短旋转时间可减少或消除这类伪影。延长旋转时间, 若要预先避免气泡移动伪影,可注射胰高血糖素帮助减少胃肠蠕动。

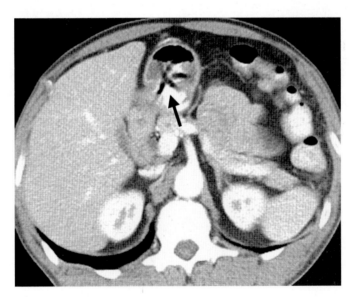

图 7A-7-1 静脉和口服对比剂的骨盆 CT 图像,胃部显示低密度(箭头所示)。

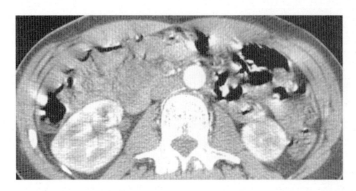

图 7A-7-2　在这例对照中，由于蠕动产生的移动气体对腹部的影响腹部常明显。

正确答案:2

（叶玉冰　谭志强　王骏　周桔　汤万鑫　译）

第**8**章 体部CT误区

Nicholas Papanicolaou

误区1

患者，女，45岁，由于持续性左下腹1/4处疼痛，行腹部CT静脉对比剂增强扫描。CT上显示右肾有12mm×9mm低密度影，边缘清晰、密度均匀、无壁(图8P-1-1,箭头所示)。该处的CT值为40HU（图8P-1-2)。该病灶除CT值偏高外，完全符合单纯囊肿的形态学特征。你认为该病灶是：

(1)肾癌。

(2)出血性囊肿。

(3)血管平滑肌脂肪瘤。

(4)良性肾囊肿假性强化。

进一步做超声检查，证实这是个单纯囊肿。据文献所述，静脉注射对比剂后肾小囊肿病灶的CT值可能不可靠。完全位于肾内的肾小囊肿最具代表性，这种现象被称为肾囊肿假性强化。

由于部分容积均化的影响或囊内为血性或富含蛋白的液体（被称为混合性囊肿），良性肾囊肿的密度会比预计大(即大于10HU)。通过薄层重建图像可以消除部分容积均化伪影。另外,如果已明确的良性囊肿在平扫时仍有较大CT值且静脉注射对比剂后CT值不变，即可诊断为混合性囊肿。

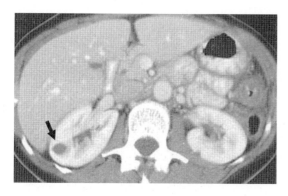

图 8P-1-1　腹部CT静脉对比增强。

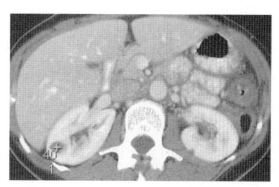

图 8P-1-2　同样的图像测量囊肿CT值。

利用体模成像研究表明，肾囊肿假性强化不仅与部分容积均化有关，囊肿的 CT 值还会随探测器排数的增加和更高球管电压的使用（例如，140kVp 与 90kVp 相比）而增大。可能导致肾囊肿假性强化的其他影响因素包括肾内的位置、病灶大小和肾实质增强峰值的成像时机。

假性强化是射线硬化校正和许多厂家应用的螺旋图像重建算法的综合结果，这是最好的解释理论。注意，射线硬化不一定要有骨或其他高密度组织产生。显然，在射线硬化效应的影响下，均匀水模的 CT 成像会出现中心低密度区，同真实的 CT 值会有一定的差距。这类伪影至少在均匀体模上，在图像重建过程中可通过人为地增加中心区域的衰减值来校正，但是这种校正方法也可能会导致其他伪影的产生。

误区 2

左肾细胞癌患者,腹部 CT 增强见胰头中部有一个圆形低密度影 (图 8P-2-1, 箭头所示)。这可能是:

(1)胰周一个增大的淋巴结。

(2)胰头的一个实性肿瘤。

(3)胰头的一个囊性病变。

(4)未增强的肠系膜上静脉(superior mesenteric vein,SMV)正常低密度影。

上腹部多期成像常用于改善肝脏或胰腺的显示。动脉期图像上,在周围胰腺实质的对比下这个正常结构更加明显。随后的门静脉期图像(图 8P-2-2),更容易识别肠系膜上静脉。胰腺实质增强高峰刚过,对比再次放大。

放射学家早已意识到肝脏或胰腺特定血管病变,如肝细胞癌,可能只有在动脉期 CT 扫描才能看到。多期成像广泛应用于肾脏评价。应用时,为了使肾盂肾盏系统和输尿管显影,须在分泌期进行延迟扫描(图 8P-2-3 和图 8P-2-4)。

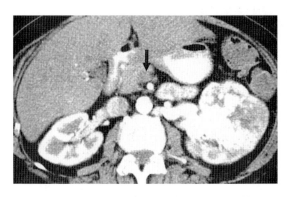

图 8P-2-1 腹部 CT 增强扫描的动脉期图像。

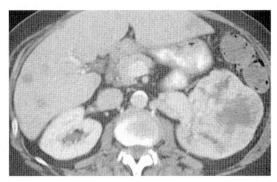

图 8P-2-2 门静脉期图像,与图 8P-2-1 为同一的层面。

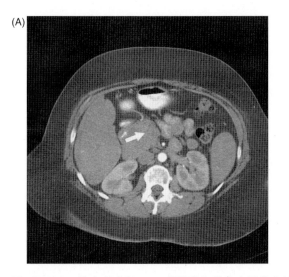

(A)

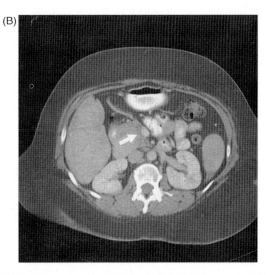

(B)

图 8P-2-3 该患者进行 CT 三期增强扫描突出图像中的肝脏病灶,又在动脉期图像中再次记录肠系膜上静脉的低密度影(A,箭头所示),该低密度影随后在门静脉期强化(B,箭头所示)。

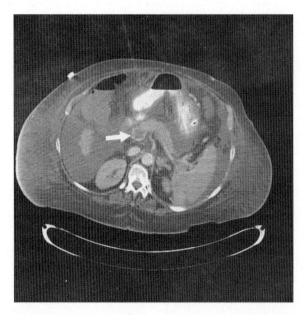

图 8P-2-4 直接关注所有期的图像很重要。该患者同时患有肝硬化和门静脉高压,其肠系膜上静脉区的低密度影是由肠系膜上静脉的非闭塞性血栓所致(箭头所示)。

正确答案:4

误区 3

溃疡性结肠炎患者，其 CT 图像显示深静脉腔内可见中心低密度影，从腹股沟一直延伸到下腔静脉中部（图 8P-3-1 和图 8P-3-2），静脉注射对比剂 100mL，注射速度 2mL/s，对比剂注射后延迟 75s 进行 CT 扫描。此发现表明：

（1）可致命的静脉血栓，需进一步检查和治疗。

（2）由于对比剂剂量不足或注射开始后过早扫描而导致的流动伪影。

（3）静脉的正常显影。

（4）对比剂混合了静脉血。

这种发现与广泛非闭塞性静脉血栓征象一致，患者有肺栓塞的危险。鉴别流动伪影和静脉非闭塞性栓塞非常重要，但这在实践中具有挑战性。这个病例中静脉腔内缺损明确，且在横断面图像中为圆形或多边形的缺损。此外，右侧髂外静脉扩张（图 8P-3-2，箭头所示），此发现能在急性栓塞上看到而不是流动伪影上。

阅片医师的目的是避免静脉血栓的假阳性诊断。鉴别静脉血栓和流动伪影最好的技术是增强后延迟扫描而不是给予更大剂量的对比剂。在有些病例中，静脉超声检查对及时确诊或排除深静脉血栓是必需的（图 8P-3-3）。

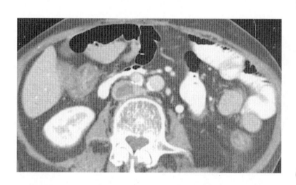

图 8P-3-1 溃疡性结肠炎患者的腹部 CT 图像。

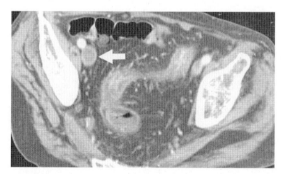

图 8P-3-2 图 8P-3-1 患者的骨盆 CT 图像。

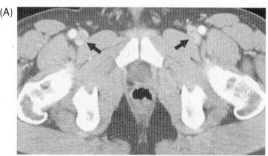

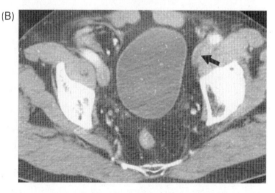

图 8P-3-3 这些例子的比较证实为静脉流动伪影。轴位 CT 图像显示双侧股静脉腔内有淡淡的低密度影（A，箭头所示），归因于血液和对比剂混合不完全。另外一个腹部疝气患者的 CT 图像显示左髂外静脉腔内有淡淡的线性缺损（B，箭头所示），这是流动伪影的典型表现。

正确答案：1

误区 4

该患者的腹部静脉对比增强 CT 显示左肾下极有一个低密度小病灶。在层厚 5mm 的轴位图像中，该病灶 CT 值为 42HU（图 8P-4-1），而在层厚 2mm 的冠状位图像中 CT 值只有 14HU（图 8P-4-2）。造成囊内 CT 值显著差异的原因有：

(1)射线硬化。

(2)假性强化。

(3)容积均化。

(4)移位。

CT 中容积均化是因为单位体素代表的是体素内所有不同组织的 CT 平均值（如气体、液体、脂肪、骨骼等）。体素越大包含的组织越多，这可能导致 CT 值与真实值不一致或出现明显偏差。囊肿在轴位图像上有较高的 CT 值，是因为层厚越厚，意味着体素就越大。实际上囊肿的 CT 值很低，接近 0HU，由于体素内包含囊液和周围较高衰减增强的肾脏，图像的 CT 值都比预期大。只要剂量能够满足得到具有高信噪比的薄层图像，就可通过薄层扫描和图像重建得到更准确的 CT 测量值。

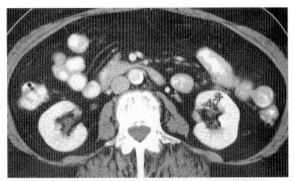

图 8P-4-1 轴位 CT 静脉对比增强图像显示该囊肿的 CT 值为 42HU。

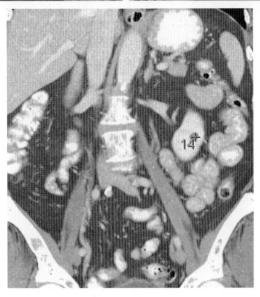

图 8P-4-2 图 8P-4-1 患者的 CT 冠状位重建图像。图像中该囊肿的 CT 值为 14HU。

正确答案：3

（刘徐妹　巫胜男　王骏　周桔　汤万鑫　译）

第 **9** 章 问题测试

Alexander C. Mamourian

问题 1

CT 图像总辐射剂量作用于图像的程度称为剂量利用效率。它整合了扫描机探测器和几何效率。假设所有的探测器效率一样,将下列不同的腹部成像技术按剂量利用效率从高到低的排列次序应为:

(1)轴位模式采用 16 排探测器阵列。

(2)轴位模式采用单层扫描机。

(3)螺旋模式采用 4 排探测器阵列。

问题 2

患者行腹部 CT 扫描时,假设覆盖范围、螺距及球管旋转时间都相同,应用哪一种扫描技术可降低患者的剂量?

(1)低 kV、高 mA(即 80kV、400mAs)。

(2)高 kV、低 mA(即 140kV、200mAs)。

问题 3

配伍题(答案多于题干)

(1)常规头部 CT 扫描的有效剂量是____。

(2)一位北美成年人的背景辐射剂量是____。

(3)美国放射学院(ACR)建议头部成像的容积 CT 剂量指数是(CTDI$_{vol}$)<____。

(4)美国放射学院(ACR)建议腹部成像的容积 CT 剂量指数(CTDI$_{vol}$)<____。

答案:

A. 25mGy

B. 2mSv

C. 5mSv

D. 3mSv

E. 75mGy

F. 100mGY

问题 4

患者,女,18 岁,头痛,行头部 CT 检查获得的 4 幅图像(图 9-1 至图 9-4),其中图 9-4 为矢状位重建图像。图中垂体显影的原因是:

(1)拉克囊肿。

(2)微腺瘤。

(3)射线硬化伪影。

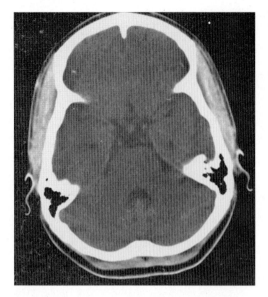

图 9-1

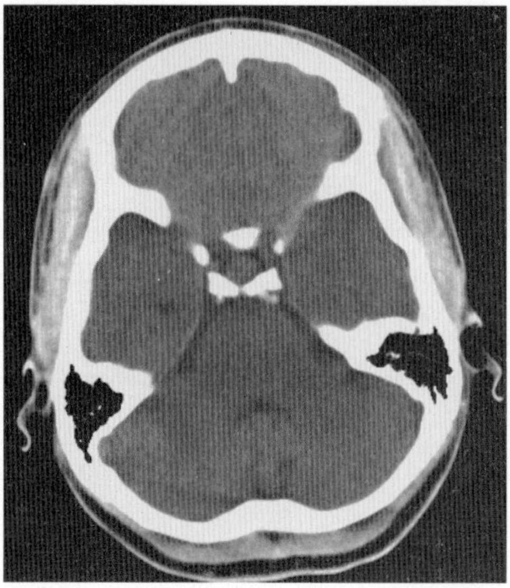

图 9-2

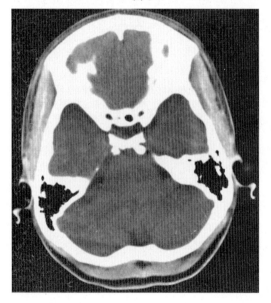

图 9-3

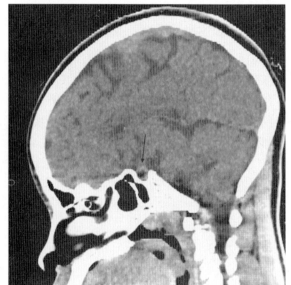

图 9-4

问题 5

多排阵列每排所含的探测器个数超过 _____。

(1)>10

(2)>50

(3)>500

(4)>1000

问题 6

一次胸部 CT 有效剂量是一次胸部 X 线摄影中后前位片和侧位片的_____倍。

(1) >10
(2) >20
(3) >50
(4) >100

问题 7

一次常规头部 CT 平扫的容积 CT 剂量指数（CTDI$_{vol}$）是一次胸部 CT 的 10 倍。因此，一次头部 CT 扫描的有效剂量远高于一次胸部 CT 扫描。

判断对错_____

问题 8

与单层 CT 扫描机相比，现代多排探测器扫描机的广泛应用从本质上降低了做一次 CT 扫描的剂量。

判断对错_____

问题 9

从 X 线管产生的 X 线平均能量用 keV 表示是：

(1) 与峰电压（kVp）相同
(2) 90% kVp
(3) 75% kVp
(4) 40% kVp
(5) 25% kVp

问题 10

自动曝光控制通过调整 X 线管的 kV 和 mA 来适应人体组织不同厚度和衰减。

判断对错_____

答案

1.正确答案：2、1、3

很多人会惊讶地发现，我们总是相信新的才是最好的。但当我们带着批判的眼光去看待 CT，会发现这并不一定正确。单层扫描机几何剂量利用效率最高，因为 X 线束的宽度小于探测器，因此几乎所有透过患者的 X 线都对成像有用。然而，与单层 CT 扫描不同，多排探测器阵列需要 X 线束超过最后一排探测器，以便每排所接收的 X 线剂量与其邻近的一样。为了使 X 线束均匀覆盖所有排探测器，部分射线需要超过探测器。此外，浪费掉的剂量称为多余射线（见第 2 章）。16 层扫描机剂量利用效率比 4 层扫描机高，不是因为多余射线少，而是因为覆盖相同解剖结构需要旋转得更少。采用 4 层扫描机的螺旋技术不仅增加"多余射线"，而且增加超范围的额外剂量。事实上，多余射线对 32 排探测器以上的任何 CT 扫描机无明显影响。

2.正确答案：1

相对于 mA 的改变，稍微增加或减少 kV 对患者剂量影响大。这是因为总剂量随 kV 而增加，与 mA 成正比。当选择降低 kV 时，导致外围组织的低能 X 线丢失按比例增大，而增加 mA 可适当地提高图像质量。但是即使做了调整，对于较瘦的患者和儿童，通过增加 mA 增加剂量总不能弥补由于 kV 降低造成更多剂量的减少。

如果低 kV 成像有益，为什么大多数头颅 CT 成像采用 120kV 而不是 80kV、90kV 或 100kV？kV 的选择由患者的胖瘦程度和扫描组织的组成决定。尽管大家都认为应尽可能降低 kV，但是为获得适当的图像仍需要足够的 X 线到达探测器。事实上，对于体格较大和有金属植入物的患者，为了得到适当的图像，把 kV 从 120 增加到 140 是必要的。低剂量但不能满足诊断要求的图像使我想起了一句名言（我想请允许我改述 Thomas Jefferson 的一句名言）："不需要的东西，虽是打折的，却是最贵的。"你的目标应该是提供适当的图像的前提下尽可能降低剂量，而非一味降低剂量得到毫无益处的不满足诊断要求的图像。

3.正确答案：1.B、2.D、3.E、4.A

4.正确答案：3

矢状位重建图像（图 9-4）显示垂体内有低密度区，这与轴位图像（图 9-3）鞍区低密度相符。这是由鞍区骨边缘引起的射线硬化所致。在这个病例中，直接冠状位图像显示的垂体很明显，也符合这个年龄正常女性垂体的图像特点。

5.正确答案：3

单排 CT 通常包含 700~1000 个独立的探测器。而多排 CT 达 128 排探测器，甚至更多。这在很多新出的 CT 扫描机中是常规配置，不仅探测器数量庞大，而且其每一次旋转计算机所能得到的数据量也是惊人的。

6.正确答案：3

做一次胸部 X 线检查的有效剂量是 0.1mSv，而做一次胸部 CT 的有效剂量是 7~10mSv。

7.正确答案：错

由于有效剂量反映吸收剂量大小和辐射组织的敏感度，所以胸部 CT 的有效剂量比做一次头部 CT 高 3~5 倍。这是因为颅脑所能耐受的电离辐射的风险比乳房和食管更低。

8.正确答案：错

最新一代单层面轴位扫描机在放射应用中非常实用。宽探测器阵列采用螺旋成像和窄探测器准直的应用改善了成像速度并使很多新的检查成为可能，但是对于扫描剂量的减少不一定有帮助。自动曝光控制（AEC）的应用和对扫描技术的日益关注显著减少了多排探测器 CT 成像的无效剂量。新的重建技术有望进一步降低患者的剂量。

9.正确答案：4

阳极发射的 X 线能量用 keV 表示，千电子伏特，而不是 kVp。但两者是相关联的。X 线值有一定范围，但它必然低于通过 kVp 估算出来的值，这是由于过滤作用使所有 X 线能量的平均值仅为最高能量的 30%~50%。

10.正确答案：错

大部分扫描机中的自动曝光控制仅调节 mA。虽然 kV 对于剂量的影响是毋庸置疑的，但是扫描软件不是靠调节它的大小来适应对不同组织的检查。对于那些熟悉摄影操作的人，AEC 就好像相机中的自动光圈模式。虽然调节快门速度和光圈大小可同时使用，也可单独使用来影响曝光，但是在自动光圈模式中只改变光圈大小而快门速度一直保持不变。一些现代 CT 扫描机提供能同时调节 kV 和 mA 的方法，但是需要应用"对比指数"，因为噪声指数或等价 mA 参考值需要随 kV 的变化而变化。

（刘徐妹　巫胜男　王骏　刘丹木　吴虹桥　宋宏伟　译）

索　引

165